Diagnose und Therapie der Depressionen für den Praktiker

Von Professor Dr. PAUL KIELHOLZ
Direktor der Psychiatrischen Universitätsklinik Basel

3. vollständig überarbeitete Auflage

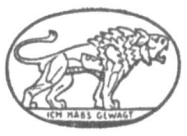

J. F. LEHMANNS VERLAG
MÜNCHEN

PAUL KIELHOLZ · Diagnose und Therapie der Depressionen

ISBN-13: 978-3-540-79771-5 e-ISBN-13: 978-3-642-86197-0
DOI: 10.1007/ 978-3-642-86197-0

Alle Rechte vorbehalten
© J. F. Lehmanns Verlag München 1971

Inhalt

Vorwort zur dritten Auflage
Einleitung 9

I. Depressives Syndrom 11
II. Abschätzung der Suizidalität 13
III. Diagnostik der Depressionen 17
   A. *Nosologische Diagnostik der depressiven Zustandsbilder* 17
      1. Organische Depressionen 18
      2. Symptomatische Depressionen 20
      3. Depressionen bei schizophrenen Psychosen 21
      4. Endogene Depressionen 22
         a) Definition, Nomenklatur, Abgrenzung 22
         b) Heredität 23
         c) Körperhabitus, präpsychotischer Charakter,
           Konstitutionspathologie 24
         d) Verlaufsformen 25
         e) Dauer der depressiven Phasen 26
         f) Dauer der freien Intervalle 26
         g) Alter bei der Ersterkrankung, Jahreszeit 27
         h) Häufigkeit der psycho- und somatogenen Auslösung 28
         i) Vitale Depression, depressive Wahnideen 30
         k) Somatische Äquivalente, psychophysische Korrelationen . . . 32
      5. Spätdepressionen (Involutionsdepressionen), depressive
         Rückbildungspsychosen 35
         a) Abgrenzung, Definition 35
         b) Heredität, prämorbider Charakter 37
         c) Altersverteilung, Auslösung, Symptomatik, Verlauf 38
      6. Neurotische Depressionen 41
         a) Definition, Abgrenzung 41
         b) Pathogenetische Faktoren 42
         c) Frühkindliche pathogene Umwelteinflüsse 43
         d) Symptomatik, Verlauf 45
      7. Erschöpfungsdepressionen 46
         a) Definition, Nomenklatur 46
         b) Heredität, Körperhabitus, Charakterdisposition 47
         c) Pathogenetische Faktoren, Verlauf 48
           1. Neurasthenisches Prodromalstadium 50
           2. Psychosomatisches Stadium 51
           3. Eigentliche Erschöpfungsdepression 52
         d) Vegetative Befunde 53
      8. Psychoreaktive Depressionen, Depressive Erlebnisreaktionen . . . 55
         a) Definition, Abgrenzung 55
         b) Konstitution, Grundcharakter 56
         c) Altersverteilung, durchschnittliche Dauer 57

       d) Auslösende Psychotraumen 58
       e) Reaktionsweisen, Symptomatik, Verlauf 59
          1. Apathisch-gehemmte Reaktionsweise 59
          2. Ängstlich-agressive Reaktionsweise 59
       f) Vegetative Störungen 61
    B. Phänomenologische Diagnositk 61

IV. Differentialdiagnose der depressiven Zustandsbilder 64
    A. Allgemeine Grundsätze 64
    B. Diagnostische Charakteristika der einzelnen Depressionsarten . . . 66
       1. Organische Depressionen 66
       2. Symptomatische Depressionen 68
       3. Spätdepressionen (Involutionsdepressionen) 70
       4. Depressionen bei schizophrenen Psychosen 72
       5. Endogene Depressionen 74
       6. Neurotische Depressionen 76
       7. Erschöpfungsdepressionen 78
       8. Psychoreaktive Depressionen 79
    C. Psychologische Testmethoden 80

V. Therapie der depressiven Zustandsbilder 82
    A. Psychopharmakotherapie 82
       1. Allgemeine Grundsätze 82
       2. Wahl der Medikamente 83
       3. Kombinationsbehandlung 89
       4. Wirkungseintritt 92
       5. Dauer der Behandlung 93
       6. Langzeittherapie, prophylaktische Behandlung 94
       7. Therapieresistente Depressionen 96
       8. Begleiterscheinungen und Nebeneffekte 97
       9. Allgemeine therapeutische Maßnahmen 101
          a) Behandlung der Schlafstörungen 101
          b) Behandlung der Magen-Darm-Störungen 102
          c) Physiotherapie bei Kranken mit depressiven Zustandsbildern . 103
       10. Akute Intoxikationen mit Antidepressiva und Lithium 104
    B. Psychotherapie 106
       1. Allgemeine Grundsätze 106
       2. Psychotherapie der einzelnen depressiven Zustandsbilder 108
          a) Psychoreaktive Depressionen 108
          b) Erschöpfungsdepressionen 110
          c) Neurotische Depressionen 111
          d) Endogene Depressionen und Spätdepressionen 113
       3. Gruppenpsychotherapie 115
       4. Gestaltungstherapie 116

Literaturverzeichnis 118
Namenverzeichnis 127
Sachverzeichnis 129

Vorwort zur dritten Auflage

Die dritte Neuauflage bedurfte wie jedes Buch, das sich mit Diagnostik und Therapie beschäftigt, sehr stark einer Überarbeitung und Ergänzung. Dies betraf insbesondere die Kapitel „Involutionsdepressionen", „Endogene Depressionen", „Differentialdiagnose" und „Therapie der depressiven Zustandsbilder". Im diagnostischen Bereich wurden die neueren Auffassungen zugrunde gelegt.

Durch die Verbundforschung an 12 Universitätskliniken konnten die Behandlungsresultate verschiedener Antidepressiva an einem großen Krankengut verglichen und statistisch überprüft werden. Neue Medikamente, einschließlich der Lithium-Prophylaxe, fanden Berücksichtigung. Ebenso wurden die modernen Ergebnisse der pharmakologischen und biochemischen Forschung, auch im Tierexperiment, über die Wirkungsmechanismen der Antidepressiva kurz zusammengefaßt.

Herrn Dr. GÜNTER HOLE, Leiter unserer Depressionsforschungsabteilung, möchte ich für die Anregungen und für die Durchsicht der 3. Neuauflage sowie für das Erstellen des Autoren- und Sachverzeichnisses herzlich danken. Fräulein ERICA SCHAUB und Fräulein ELSBETH RENATUS haben mir durch die Übernahme der Sekretariatsarbeiten wertvolle Dienste geleistet.

Basel, im Sommer 1971

P. KIELHOLZ

Die zweite Auflage wurde 1968 ins Ungarische durch Dr. SZOBOR ALBERT (erschienen in Medicina Könyvkiado, Budapest) und ebenfalls 1968 ins Italienische durch Professor DIEGO DE CARO (erschienen in Edizioni Minerva Medica) übersetzt.

Einleitung

Zunehmender Lärm, ein bis zur Hetze gesteigertes Tempo, Entpersönlichung der Arbeit durch Automation, Materialismus und Mißachtung der Gemütskräfte charakterisieren unter anderem das moderne Leben. Alle diese Zeiterscheinungen wirken besonders beim sensitiven, gemütsbetonten Menschen pathogen. Es ist deshalb wohl kaum erstaunlich, daß in allen zivilisierten Staaten, vor allem im städtischen Milieu, immer häufiger Depressionen beobachtet werden. Die Zunahme der Kranken mit depressiven Zustandsbildern beruht zum Teil allerdings auch auf ihrer frühzeitigeren Erfassung infolge verfeinerter Diagnostik. Zudem suchen seit der Entdeckung neuer Antidepressiva immer mehr Depressive spontan Allgemeinpraktiker oder Psychiater auf und erwarten eine wirksame Therapie.

Die Depressionsforschung ist durch die Einführung neuer, erfolgversprechender Pharmaka in den letzten Jahren stark belebt worden. Trotz dieser therapeutischen Fortschritte und der dadurch angeregten differenzierteren Diagnostik ist die Zahl der rechtzeitig erkannten Depressionen im Vergleich zur Häufigkeit dieses Leidens relativ gering. Die depressiven Zustandsbilder werden häufig nicht diagnostiziert, weil die Kranken oft von der Macht der somatischen Störungen so überwältigt sind, daß ihnen das eigentlich Depressive gar nicht zu Bewußtsein kommt und sie deshalb nur über organische Beschwerden klagen. Zudem wird die Depressionsdiagnostik durch Rationalisierungs- und Dissimulationstendenzen, aber auch durch verdeckende vegetative Symptome von außerordentlicher Variabilität sowie durch somatische Äquivalente erschwert. Viele depressive Kranke werden daher immer wieder somatisch durchuntersucht, ohne daß auch nur der Verdacht auf ein depressives Geschehen auftaucht. Das fruchtlose Suchen nach somatischen Veränderungen vertieft seinerseits das Krankheitsgefühl der Patienten und verstärkt die Neigung zu ängstlicher Selbstbeobachtung. Selbst wenn eine Depression rechtzeitig diagnostiziert wird, ist es jedoch für den einzelnen

Arzt infolge der Vielfalt der angebotenen Medikamente und der oft widersprüchlichen und ungenügend belegten Angaben der Literatur, insbesondere über Indikationen und Erfolgsaussichten einzelner Präparate, häufig sehr schwer, der Forderung nach einer wirksamen Therapie gerecht zu werden.

Wir möchten deshalb versuchen, die diagnostischen Abgrenzungsmöglichkeiten der verschiedenen depressiven Zustandsbilder an Hand ihrer typischen Symptome darzulegen. Es wird so möglich sein, sowohl die leichten und larvierten Formen als auch die somatischen Äquivalente der Depressionen als solche zu erkennen. Die *Voraussetzung* für eine erfolgversprechende *Therapie* ist, wie überall in der Medizin, eine *möglichst klare diagnostische Abgrenzung* der einzelnen depressiven Zustandsbilder, aus der die Indikationen für die verschiedenen Antidepressiva abgeleitet werden können. Die vorliegende Abhandlung soll vor allem den Praktikern und den Medizinstudenten einen knappen Überblick über den heutigen Stand der Depressionsdiagnostik und der medikamentösen Behandlungsmöglichkeiten vermitteln.

I. Depressives Syndrom

Unter dem Begriff „Depression" verstehen wir ein Syndrom, das aus einer Trias besteht, die sich aus trauriger oder ängstlicher Grundstimmung, Hemmung des Denkens und Störungen der zentrifugalen psychischen und psychomotorischen Funktionen zusammensetzt. Das depressive Syndrom stellt eine Grundform der menschlichen Reaktionsweisen dar, die durch organische, toxische, endogene und psychogene Noxen hervorgerufen werden kann. Das Syndrom an sich erlaubt keine diagnostischen Rückschlüsse auf seine Genese. Es ist bei den endogenen Depressionen in der Regel am klarsten ausgeprägt. Oft ist das depressive Geschehen durch vielfältige vegetative Störungen und funktionelle Organbeschwerden wie neuralgiforme Schmerzen, Kopfdruck, Herzbeklemmung, Magen-Darm-Störungen, Kreuzbeschwerden überdeckt, so daß sich die zugrunde liegende Verstimmung nur im Hintergrund zeigt („Larvierte Depressionen"). Auch fühlen sich die Kranken häufig nicht traurig oder schwermütig, sondern sie empfinden die Depression als Angst, innere Spannung, innere Leere, Willenlosigkeit, Gleichgültigkeit oder als „Gefühl der Gefühllosigkeit".

Traurigkeit, Verzweiflung und Angst entladen sich, besonders in höherem Alter, in motorischer Unruhe und als Folge des gehemmten Denkens in stereotypem Klagen und Jammern, wobei oft hypochondrische Beschwerden vorgebracht werden. Psychogene Depressionen gehen bei Kindern häufig mit mürrisch-gereizten (dysphorischen) Verstimmungen, welche als schlechte Laune oder Unbeherrschtheit verkannt werden, einher. Bei fast jedem depressiven Zustandsbild lassen sich akzessorische Symptome nachweisen, sei es in Form von somatischen Prodromi, Folge- und Begleiterscheinungen, sei es in Form von depressiven Wahnideen. Diese akzessorischen Symptome erlauben oft differentialdiagnostische Rückschlüsse.

Die genaue Kenntnis der depressiven Trias und der akzessorischen Symptomatik ist sehr wichtig, um die larvierten und leichten Formen der Depressionen rechtzeitig diagnostizieren zu können, denn nur selten sind alle Symptome nachweisbar; oft ist lediglich ein Teilsymptom als Indiz für ein depressives Geschehen festzustellen.

Depressives Syndrom
I. *Grundsymptome*

1. *Depressive Grundstimmung*
Schwermütige, gedrückte, traurige Stimmung, Angst, innere Unruhe, dysphorische (mürrisch-gereizte) Stimmung, dumpfe Gleichgültigkeit, „Gefühl der Gefühllosigkeit". Vitale Traurigkeit (im Bereich der Körpergefühle lokalisiert).
2. *Denkhemmung*
Einfallsarmut, langsames, mühsames Denken, Gedankenkreisen, Zwangsideen, Änderung der Zielvorstellung erschwert, Monideismus. Innere Leere, pessimistische Inhalte, Suizidideen.
3. *Hemmung der zentrifugalen Funktionen*
Willenshemmung, Entschlußunfähigkeit, Ambitendenz, Schwunglosigkeit, Mangel an Antrieb bis zum depressiven Stupor. Psychomotorische Hemmung, vornübergebeugte Haltung, langsame, kraftlose Bewegungen, leise, monotone Stimme oder *depressive Agitiertheit*:
Motorische Unruhe, „Getriebenheit", Weinerlichkeit und Jammern.

II. *Akzessorische Symptome*

Holothyme (stimmungsbedingte) Wahnideen:
Hypochondrische, Versündigungs-, Insuffizienz-, Verarmungs-, nihilistische Ideen.

Somatische Erscheinungen:
Allgemeine Symptome:
Schlafstörungen
Appetitlosigkeit, Gewichtsverlust
Schmerzzustände verschiedenster Art (Kopfdruck, neuralgiforme Schmerzen, Gelenk-, Muskel- und abdominale Beschwerden)
Verringerter Turgor (trockene, blasse, schlaffe Haut)
Herz- und Atembeschwerden:
Rhythmusstörungen (Brady- und Tachykardie, Extrasystolie, „Herzklopfen")
Herzbeklemmung, pseudopectanginöse Beschwerden
Bradypnoe, flache Atmung
Störungen von seiten der Verdauungsorgane:
Mundtrockenheit (verminderte Speichelsekretion), Engegefühl im Hals, Globusgefühl, Völlegefühl, Magendruck
Obstipation
Störungen im Bereich der Sexualität und der Urogenitalorgane:
Frigidität, Impotenz
Menstruationsstörungen, Fluor vaginalis
Dys- und Pollakisurie

Tab. 1: Depressives Syndrom

II. Abschätzung der Suizidalität

Diagnostische Hinweise für die Praxis

Ambulante oder klinische Behandlung ist die erste Frage, die bei jedem depressiven Zustandsbild entschieden werden muß. Die Beantwortung hängt nicht von der Genese der Depression, sondern in erster Linie von der Suizidgefahr ab.

Die Abschätzung der Suizidalität gehört zu den schwierigsten Aufgaben des Arztes. Trotzdem muß die Intensität der destruktiven Tendenzen so schnell wie möglich geklärt werden. Todeswünsche kommen beinahe bei jedem depressiven Zustandsbild vor und sollten offen und möglichst natürlich mit dem Kranken besprochen werden. Schon die Aussprache und das Wissen darum, daß Selbstvernichtungsimpulse fast bei jeder Depression in Erscheinung treten, führen bei den Patienten zu einer gewissen Entspannung. Für erhöhte Suizidalität sprechen nach unseren Untersuchungen folgende, weitgehend mit den Kriterien von RINGEL, STENGEL und IM OBERSTEG übereinstimmende Faktoren:

Beurteilung der Suizidalität

I. *Selbstmordhinweise*
1. Vorkommen von Suiziden in der Familie oder näheren Umgebung (Suggestivwirkung).
2. Frühere Suizidversuche, direkte oder indirekte Suiziddrohungen.
3. Äußerung konkreter Vorstellungen über die Art der Durchführung und Vorbereitungshandlungen zu einem Suizid oder aber auch „Unheimliche Ruhe".
4. Selbstvernichtungs-, Sturz- und Katastrophenträume.

II. *Krankheitsgepräge*
1. Beginn oder Abklingen depressiver Phasen, Mischzustände.
2. Ängstlich agitiertes Gepräge, Affekt- und Aggressionsstauungen.
3. Schwere Schuld- und Insuffizienzgefühle.

4. Biologische Krisenzeiten (Pubertät, Gravidität, Puerperium, Klimakterium).
5. Langdauernde Schlafstörungen.
6. Unheilbare Krankheiten oder Krankheitswahn.
7. Alkoholismus und Toxikomanie.

III. *Umweltsbeziehungen*
1. Zerrüttete Familienverhältnisse während der Kindheit („broken home").
2. Verlust oder primäres Fehlen mitmenschlicher Kontakte (Liebesenttäuschung, Vereinsamung, Ausgestoßensein).
3. Verlust der Arbeit, Fehlen eines Aufgabenkreises, Finanzielle Sorgen.
4. Fehlen religiöser Bindungen.

Tab. 2: Beurteilung der Suizidalität

Je gehäufter die erwähnten Faktoren nachweisbar sind, insbesondere je mehr ein depressives Zustandsbild mit ängstlich-agitiertem Gepräge, quälender Insomnie, Versündigungswahn und Hypochondrie (agitierte Melancholien, Mischzustände, Involutionsdepressionen, organische Depressionen) einhergeht, desto größer ist die Suizid-

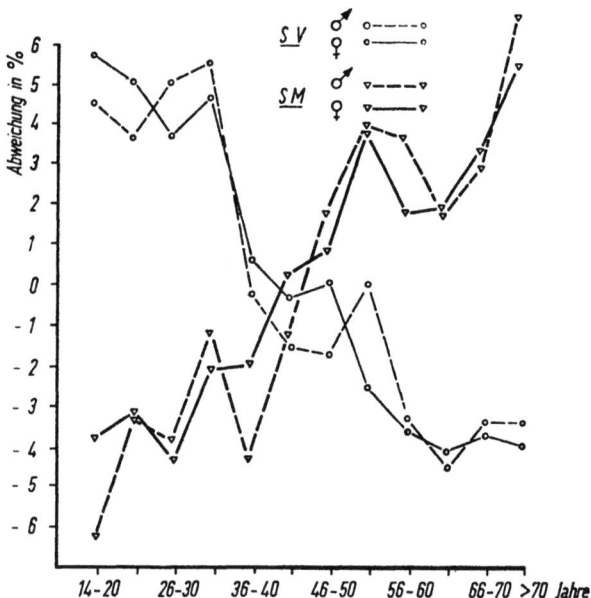

Abb. 1: Altersverteilung bei Suiziden und Suizidversuchen. (Aus G. Dotzauer u. Gen.: Münch. med. Wschr. 105, 977 [1963].)

gefahr und um so bestimmter muß zu *klinischer Behandlung* geraten werden. Mit zunehmendem Alter nimmt die Ernsthaftigkeit der Suizidhandlungen zu. Man könnte überspitzt sagen, daß Jugendliche Selbstmordversuche begehen, um dadurch einen Appell, einen Hilferuf an die Umwelt zu richten, während alte Menschen, da sie kein Echo mehr erwarten, ihrem Leben zielbewußt ein Ende setzen (RÜEGSEGGER).

Die Zahl der Selbstmordversuche nimmt mit zunehmendem Alter ab, diejenige der Selbstmorde, insbesondere nach dem 50. Altersjahr, stark zu. Bei Frauen, die an Depressionen leiden, besteht prämenstruell, während der Periode und des Klimakteriums, eine erhöhte Disposition zu Selbstmordhandlungen. Die während dieser Zeit auftretende Gereiztheit, innere Unruhe, leichte Verstimmbarkeit und ängstliche Dysphorie scheinen die destruktiven Tendenzen zu intensivieren.

Die beste Selbstmordprophylaxe ist nach unserer Erfahrung eine gute affektive Bindung der Depressiven an den behandelnden Arzt. Eine völlige Sicherung der Kranken ist auch in der Klinik nicht möglich, und zudem bewirken übertriebene Sicherungsmaßnahmen eine Oppositionseinstellung mit erhöhter Suizidgefahr.

Sobald die Kranken fühlen, daß man ihr depressives Zustandsbild genau kennt, kann mit ihnen offen und undramatisch über ihre Suizidtendenzen gesprochen werden. Schon die Aussprache über die Selbstzerstörungsimpulse schwächt nicht selten die affektive Spannung ab. Die Kranken wirken erleichtert und von ihrem Druck befreit, wenn es ihnen im ärztlichen Gespräch möglich ist, sich über die zwangshaft in ihnen aufkommenden destruktiven Impulse auszusprechen, was sie sonst mit niemandem tun können. Nach ausführlicher Erörterung der Suizidimpulse sollen die Kranken versprechen, daß sie keine Selbstmordversuche unternehmen und sich sofort melden, wenn sie den destruktiven Regungen zu erliegen drohen. Ist es den Kranken nicht möglich, ein solches Versprechen abzugeben, wird ihnen die Notwendigkeit von Sicherungsmaßnahmen in der Regel verständlich, so daß sie diese Anordnungen selbst ohne Ressentiment gegen den behandelnden Arzt hinnehmen. Der Wert eines solchen Versprechens darf jedoch besonders bei endogen Depressiven, deren Zustandsbild ängstliches Gepräge zeigt, nicht überschätzt werden.

Suizidgefährdeten Kranken dürfen keine antriebssteigernden Antidepressiva, Weckamine oder weckaminähnliche Medikamente verabfolgt werden, da durch deren aktivierende Wirkung die psychomotorische Hemmung vermindert wird und so die destruktiven Tendenzen realisiert werden können. Suizidale Patienten müssen vielmehr zunächst zur Bekämpfung und Dämpfung der Suizidimpulse mit angstdämpfenden, sedierenden Psychopharmaka behandelt werden. Da heute die meisten Suizidversuche mit Hypnotika, Analgetika und Psychopharmaka unternommen werden, soll man auch mit der Verschreibung dieser Medikamente vorsichtig sein und insbesondere keine Rezepte ohne den Vermerk „ne repetetur" abgeben.

III. Diagnostik der Depressionen

Ohne exakte Diagnose ist eine erfolgversprechende Depressionsbehandlung nicht möglich. Deshalb muß der Pharmakotherapie der Depressionen die Diagnose vorausgehen. Zur Erfassung der Depressionszustände genügt die nosologische Diagnose nicht, sondern es müssen im Sinne einer Doppelregistrierung (FREYHAN) auch die phänomenologischen Aspekte berücksichtigt werden.

A. Nosologische Diagnostik der depressiven Zustandsbilder

Obwohl es Übergangsformen in allen Schattierungen gibt, sollte bei jeder Depression zunächst durch eine mehrdimensionale Differentialdiagnose versucht werden, die wichtigsten Entstehungsursachen zu klären. In Anlehnung an SELBACH und HIPPIUS unterteilen wir die depressiven Zustandsbilder entsprechend ihrer nosologischen Zuordnung schematisch in mehrere Gruppen:

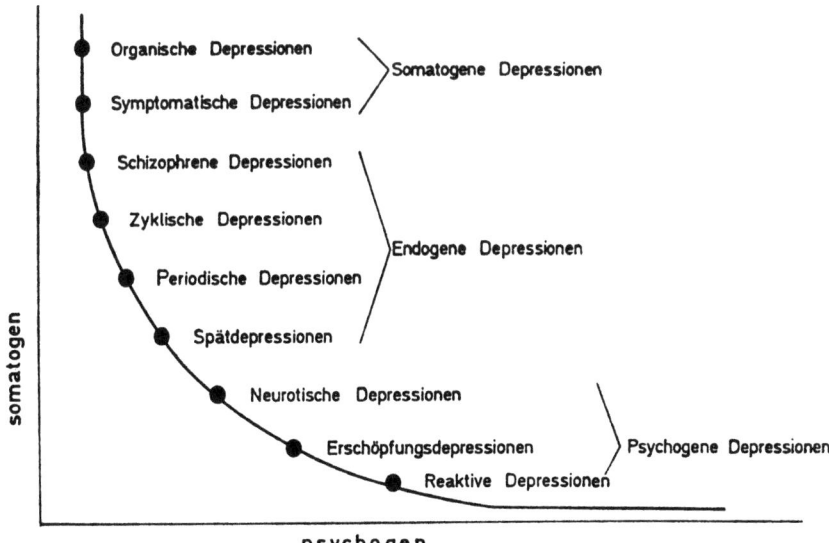

Abb. 2: Nosologische Einordnung der Depressionszustände.

Abbildung 2 gibt einen Überblick über die verschiedenen Depressionsformen entsprechend ihrer organischen, symptomatischen, schizophrenen, endogenen oder psychogenen Genese. Diese Einteilung erscheint uns zweckmäßig, weil sie sowohl Rückschlüsse auf die therapeutische Indikationsstellung als auch auf die Prognose gestattet.

Um *Fehlbehandlungen* zu verhüten, ist es insbesondere notwendig, zunächst die organischen und die symptomatischen, die auch als körperlich begründbare Depressionen bezeichnet werden, von den endogenen und den psychogenen Depressionen durch eine gründliche internistische, neurologische und psychiatrische Untersuchung und eine vertiefte Anamnese abzugrenzen. Bei einzelnen Kranken werden sogar erst spezielle Prüfungsmethoden, psychologische und vegetative Tests, Elektro-, Luftenzephalo- und Arteriographie die nötige Klarheit schaffen.

1. *Organische Depressionen*

K. SCHNEIDER und WEITBRECHT fassen alles, was sich unter der Bezeichnung der exogenen, organischen und symptomatischen Depressionen beschrieben findet, als *körperlich begründbare Depressionen* zusammen. Wir versuchen dagegen, die mit strukturellen Veränderungen des Gehirns einhergehenden sogenannten „organischen Depressionen" von den „symptomatischen Depressionen", die als Begleitsyndrom bei körperlichen, extrazerebralen Erkrankungen auftreten, möglichst scharf abzugrenzen. Obwohl es Übergangsformen in allen Schattierungen gibt, halten wir an der trennenden Klassifizierung fest, da sich die Therapie bei diesen depressiven Manifestationen nach dem Grundleiden richten muß.

Organisch bedingte Depressionszustände beruhen auf strukturellen Veränderungen des Gehirns. Sie haben sich in den letzten Jahren infolge Überalterung der Bevölkerung und Zunahme von Hirnläsionen durch Schädeltraumen vermehrt. Man beobachtet sie besonders bei präpsychotisch schwernehmenden, introvertierten, empfindsamen Persönlichkeiten und kann sie als affektive Karikierung auffassen. Die häufigsten Formen sind:

senile Depressionen (mit oder ohne Demenz)
arteriosklerotische Depressionen

apathisch-depressive posttraumatische Depressionen
depressive Symptome bei Hirntumoren
depressive Prodromi bei progressiver Paralyse
dysphorische Verstimmungen bei Oligophrenie und Epilepsie.

RINGEL hat mit Recht darauf hingewiesen, wie folgenschwer es ist, wenn durch Hirntumoren oder progressive Paralyse bedingte Depressionen mit Antidepressiva behandelt werden.

Neben dem depressiven Syndrom läßt sich meist ein *organisches hirndiffuses Psychosyndrom* nachweisen, bestehend aus Frischgedächtnisstörungen, Orientierungsstörungen, Konfabulationsneigung, Störungen des Denkens im Sinne der Verlangsamung, Einengung, Wiederholung, Verallgemeinerung, Affektbetonung sowie affektive Störungen im Sinne der Rührseligkeit, Affektlabilität und -inkontinenz. Die organischen Depressionen sind durch zunehmende Monotonisierung der Klagen und Leerwerden der Affektivität gekennzeichnet. Immer wieder werden dieselben hypochondrischen Ideen, Selbstbezichtigungen und Schuldgefühle geäußert. Besonders die arteriosklerotischen Formen zeigen oft zudem ein ängstlich-agitiertes Gepräge mit Beschäftigungsunruhe, Scheintätigkeit und gelegentlich Zwangsweinen.

Die sogenannten *organischen depressiven Wahnideen*, „délire d'énormité" (quälende Wahnidee, der Körper oder Körperteile oder die Ausscheidungen würden ungeheure Ausmaße annehmen), Mikromanie (Körper oder Körperteile oder Ausscheidungen werden immer kleiner), nihilistischer Wahn, „délire de négation" (Körperteile und Körperfunktionen sind überhaupt nicht mehr vorhanden, der Körper lebt nicht mehr, die Eingeweide sind entfernt, es besteht keine Speiseröhre mehr) sind selten. Bei den organischen Depressionen findet man oft eine psychoreaktive Komponente oder Auslösung, da die Kranken durch die Abnahme der psychischen Kräfte als Folge ihres Alters, durch die Nähe des Todes und den Rückgang von Macht und Ansehen bedrückt werden.

Bei allen Altersdepressionen ist eine genaue Herzuntersuchung indiziert. Es ist auch wichtig, abzuklären, ob die Patienten nicht unter einer Hypertoniebehandlung stehen. Überhaupt kann nicht genug auf die Bedeutung des Blutdruckes für die Grundstimmung hingewiesen werden. Dabei kommt es nicht auf die absoluten Werte an. Bei Hypertonikern genügt oft ein geringes Absinken des systolischen

Druckes, um eine vorübergehende hämodynamische Dekompensation des Gehirns auszulösen und dadurch bei entsprechend disponierten Menschen einen Depressionszustand zu provozieren. Andererseits ist dem Psychostatus große Beachtung zu schenken. Insbesondere sollten das Frischgedächtnis, die Orientierung in Zeit, Ort und Situation sowie die Affektivität genau geprüft werden. Man muß immer wieder daran denken, daß eine äußerlich gut erhaltene Persönlichkeit einen schweren organischen Hirnabbau nicht ausschließt. Organiker haben zudem oft ein großes Geschick, Gedächtnislücken durch Konfabulationen, Denkstörungen durch allgemeine Redewendungen und Gegenfragen zu überspielen. Schnelle Ermüdbarkeit, Konzentrationsschwäche, Verlegen von Gegenständen, Wiederholung derselben Fragen sowie Rührseligkeit und Explosivität sind Hinweise für das Vorliegen eines beginnenden hirndiffusen organischen Psychosyndroms.

2. *Symptomatische Depressionen*

Begleitdepressionen bei körperlichen Erkrankungen

Die symptomatischen Depressionen entstehen infolge primär körperlicher, extrazerebraler Erkrankungen sowie auf medikamentöser, toxischer oder endotoxischer Grundlage verschiedenster Art. Symptomatisch bedeutet also, daß die psychische Störung eine Teil- oder Begleiterscheinung einer Körperkrankheit darstellt. Die symptomatischen Depressionen können ätiologisch in *vier Hauptgruppen* eingeteilt werden:

a) Postinfektiöse apathische Versagenszustände treten besonders in der *Rekonvaleszenz* nach Infektionen, nach forcierter Remission durch Antibiotika oder infolge zu früher Spitalentlassung und Arbeitsaufnahme auf. Man beobachtet sie gehäuft nach grippösen Infekten, Pneumonien, Thrombophlebitiden und Hepatitiden. Möglicherweise sind es nicht nur toxisch bedingte Folgeerscheinungen, sondern auch psychoreaktive Verstimmungen, bedingt durch das Gefühl, die täglichen Pflichten noch nicht erfüllen zu können.

b) Ängstlich-depressive Zustandsbilder bei chronischen *Kreislaufkrankheiten*, insbesondere bei beginnender kardialer Insuffizienz, aber auch bei *Lungenkrankheiten*, z. B. bei schweren Asthmaanfällen, ferner bei schweren *Nierenerkrankungen* mit beginnender

Urämie. Bei Kreislauf- und Lungenkrankheiten ist die ängstliche Verstimmung eventuell durch Hyperkapnie bedingt.

c) *Dysphorisch- oder apathisch-depressive Syndrome bei endokrinen Umstellungen* in biologischen Krisenzeiten, also während der Pubertät, im Prämenstruum, während der Schwangerschaft, im Wochenbett, im Klimakterium, aber auch bei endokrinen Erkrankungen, zum Beispiel bei Hypothyreosen, Diabetes, Cushingscher oder Addisonscher Krankheit. Etwa 40% aller Frauen leiden an mehr oder weniger deutlichen prämenstruellen, reizbar-depressiven Verstimmungen, oft verbunden mit Spannungsgefühlen, Rückenschmerzen, Kopfdruck, verstärktem Durst und Wasserretention. Während früher als Ursache vor allem ein Hyperfollikulinismus vermutet und später eine Unterfunktion des Corpus luteum angenommen wurde, steht heute die hypophysäre Theorie im Vordergrund.

d) *Mürrisch-ängstliche depressive Verstimmungen bei Dauermedikation von Reserpin, Steroiden und Sexualhormonen.* Von verschiedenen Autoren wurden bereits depressive Zustandsbilder bei chronischer Applikation von Ovulationshemmern beschrieben. Auch in der Entziehungsphase *bei Toxikomanen* sowie bei plötzlichem Alkoholentzug bei chronischen Äthylikern treten gehäuft dysphorisch-depressive Verstimmungen auf.

Die symptomatischen Depressionen sind als unspezifische psychopathologische Reaktionsweisen zu betrachten, die weniger durch die Noxe als durch die präpsychotische Persönlichkeit geprägt werden. Man darf sich deshalb nie ohne gründliche somatische und neurologische Durchuntersuchung auf Grund des psychopathologischen Zustandsbildes mit der Diagnose „Depression" zufrieden geben. Die differentialdiagnostische Abgrenzung der organischen und der symptomatischen von den psychogenen und den endogenen Depressionen ist für den Therapieerfolg entscheidend, denn bei diesen depressiven Zustandsbildern muß naturgemäß primär das Grundleiden behandelt werden.

3. *Depressionen bei schizophrenen Psychosen*

Auch im Rahmen schizophrener Psychosen, besonders bei paranoiden und katatonen Schizophrenien, werden gehemmte und ängstlich-depressive Verstimmungszustände beobachtet. Die depressiven Symptome können einerseits im Zusammenhang mit Wahnideen, Halluzinationen oder einer quälenden Krankheitseinsicht mehr psychoreaktiven Charakter haben, andererseits steht die depressive Symptomatik zuweilen so sehr im Vordergrund, daß sie eigentlich das Gepräge einer endogenen Depression annimmt und das zugrunde liegende schizophrene Geschehen nur schwer zu erkennen ist. Die Diagnose läßt sich bei diesen Kranken nur durch den Nachweis schizophrener Grundsymptome oder früherer Schübe stellen. Für die *pharmakotherapeutische Indikationsstellung* ist es entscheidend, depressive Schizophrenien als solche zu erkennen, da sie in der Regel primär nicht auf Antidepressiva ansprechen, ja sogar durch diese gelegentlich exazerbieren, indem infolge der Stimmungshebung und Aktivierung die schizophrenen Symptome deutlicher werden. Es muß deshalb anamnestisch und im Symptomenbild besonders intensiv nach schizophrenen Phänomenen gefahndet werden. Man muß abzuklären versuchen, wodurch die Depression, die Apathie, die pessimistische Lebenseinstellung oder der Mangel an Interesse bedingt sind. Formale Denkstörungen im Sinne der Dissoziation, Sperrungen, Gedankenjagen, Vergröberung der affektiven Modulationsfähigkeit und schlechter affektiver Kontakt, Autismus, Abwendung von der Umwelt, unmotivierbare, uneinfühlbare Handlungen, katathyme oder primordiale Wahnideen und echte Halluzinationen müssen immer den Verdacht in Richtung einer Schizophrenie lenken. Die Beschreibung der vielfältigen schizophrenen Symptomatik würde den Rahmen dieser Arbeit sprengen (siehe diagnostische Charakteristika für Depressionen bei Schizophrenien, Seite 72).

Depressive Schizophrenien sollten primär mit Neuroleptika behandelt werden. Erst wenn nach Abklingen der schizophrenen Symptomatik die depressive Verstimmung nicht verschwindet, kann man versuchen, durch eine Kombinationsbehandlung mit Antidepressiva eine Aufhellung zu erzielen.

4. Endogene Depressionen

a) Definition, Nomenklatur, Abgrenzung

Unter der Bezeichnung „endogene Depressionen" verstehen wir die depressiven Phasen aller affektiven Psychosen, d. h. des manisch-depressiven Formenkreises (bipolare Formen) und der periodischen

4. Endogene Depressionen

oder monophasischen Depressionen (monopolare Formen). Sie können dementsprechend einmalig, periodisch oder mit vereinzelten manischen Phasen alternierend auftreten und sind nach heutiger Auffassung vorwiegend konstitutionell bedingt. Sie werden in Deutschland auch als Melancholien, vitale Depressionen, nach KURT SCHNEIDER als depressive Phasen bei Zyklothymie bezeichnet. (Der Begriff Zyklothymie hat sich aber für die manisch-depressiven Psychosen nicht durchgesetzt und wird in der Schweiz für angeborene Temperamentsstörungen mit flachen Gemütsschwankungen, also für entsprechende Psychopathien, verwendet.)

Die Bezeichnung manisch-depressive Psychose leitet sich von jenen Krankheitsformen ab, bei denen in unregelmäßigem Wechsel depressive und manische Phasen auftreten, also von den phasisch-bipolaren Formen. Es überwiegen jedoch eindeutig die phasisch verlaufenden monopolaren Formen, also solche mit nur depressiven Phasen. Die Morbidität an affektiven Psychosen beträgt in Europa durchschnittlich 6⁰/₀₀ der Bevölkerung. In Wirklichkeit ist aber die Krankheitserwartung größer, da viele Kranke statistisch nicht erfaßt werden. Es handelt sich also um ein relativ *häufiges Leiden*.

b) Heredität

Die manisch-depressiven Psychosen sind vererbbare Leiden mit großer Durchschlagskraft. Eindrucksvoll sind die Konkordanzziffern des amerikanischen Zwillingsforschers *Kallmann*, der bei eineiigen Zwillingen eine Konkordanz in 100%, bei den zweieiigen in 25% der Fälle fand. Bis jetzt wurde in Europa bei eineiigen Zwillingen eine Manifestationswahrscheinlichkeit von 80% festgestellt.

Die hereditäre Belastung ist mit 70% am stärksten bei Kranken, die an manisch-depressiven Phasen in unregelmäßiger Folge (gemischte Formen) leiden. Bei den periodischen Depressionen (unipolare Formen) ist sie mit 40% am schwächsten. Das Vorkommen manisch-depressiver Psychosen in der Familie ist den Kranken oft nicht bekannt, sei es daß die Depressionen und Manien ihrer Vorfahren nicht erkannt, sei es daß Suizide verheimlicht wurden. Entsprechend der starken Durchschlagskraft der Anlage zu endogenen Depressionen ist die Erkrankungserwartung bei Verwandten Manisch-Depressiver sehr hoch. Kinder von manisch-depressiven

Eltern haben eine Erkrankungswahrscheinlichkeit von 33%, Kinder eines manisch-depressiven Elternteils von 15%, Enkel, Neffen und Nichten von 3%. Oft wird die Krankheit von der Mutter auf den Sohn und vom Vater auf die Tochter vererbt.

Mit der Hereditätsforschung haben sich vorwiegend skandinavische und deutsche Autoren auseinandergesetzt. Sie neigen zur Annahme einer sogenannten Polymerie, während mit den Mendelistischen Berechnungen eine aus einem dominanten und zwei rezessiven Faktorenpaaren bestehende Trimerie gefunden wurde. Der Erbgang ist aber bis heute nicht bekannt und läßt sich mit Mendelistischen Berechnungen nicht befriedigend klären, da Keimmischungs- und Kreuzungsverhältnisse bei dem komplizierten Aufbau der Krankheit noch weitgehend unerforscht sind.

c) Körperhabitus, präpsychotischer Charakter, Konstitutionspathologie

KRAEPELIN, LANGE, KRETSCHMER und viele andere Autoren wiesen immer wieder auf die hohe Affinität der manisch-depressiven Psychosen und damit der endogenen Depressionen zur pyknisch-zyklothymen Konstitution hin. Der Prozentsatz des pyknischen Körperhabitus ist in unserem Krankengut wesentlich niedriger (41%) als in demjenigen von KRETSCHMER und WESTPHAL (64%). Diese Diskrepanz der Untersuchungsergebnisse beruht wohl darauf, daß deren Krankengut mit dem unsrigen nicht verglichen werden darf, da der pyknische Körperhabitus in Schwaben bei der Durchschnittsbevölkerung viel häufiger vorkommt als in Basel. Bei uns sind 28% der Kranken mit endogenen Depressionen leptosome, oft sensitiv-selbstunsichere und gefühlsverhaltene Persönlichkeiten.

Obwohl die Häufigkeitsbeziehung zwischen dem pyknischen Körperbautyp und den endogenen Depressionen unbestritten ist, zeigen unsere konstitutionspathologischen Untersuchungen analog wie bei der Heredität, daß die positive Beziehung bei den biphasisch verlaufenden Formen häufiger ist als bei den einmaligen oder periodischen Depressionen. Man muß deshalb immer wieder darauf hinweisen, daß das Fehlen manisch-depressiver Psychosen in der Heredität und leptosomer Körperhabitus ein endogen-depressives Geschehen nicht ausschließen.

d) Verlaufsformen

Die Verlaufsweise und die Dauer der Phasen weisen beim einzelnen Kranken große Verschiedenheiten auf. Die periodischen Depressionen stellen die am häufigsten vorkommende Verlaufsform der manisch-depressiven Psychosen dar. Selten sind die periodischen und die einmaligen Manien und weitaus am seltensten die alternierenden Verlaufsformen, d. h. mit regelmäßigem Wechseln von depressiven und manischen Episoden. 84% aller manisch-depressiven Kranken erleben mehrere Phasen im Laufe ihres Lebens.

Abbildung 3 zeigt, daß 67% aller aus dem manisch-depressiven Formenkreis stammenden Kranken lediglich depressive Phasen und 28% vorwiegend depressive Episoden und nur vereinzelte manische Attacken durchmachten. Die Kenntnis der prozentualen Verteilung der verschiedenen Verlaufsformen ist wichtig, da verschiedene Autoren das Auftreten von manischen Phasen zur Diagnosestellung verwenden. Bei vielen Kranken mit manisch-depressiven Psychosen muß aber auf diese differentialdiagnostische Abgrenzungsmöglichkeit verzichtet werden.

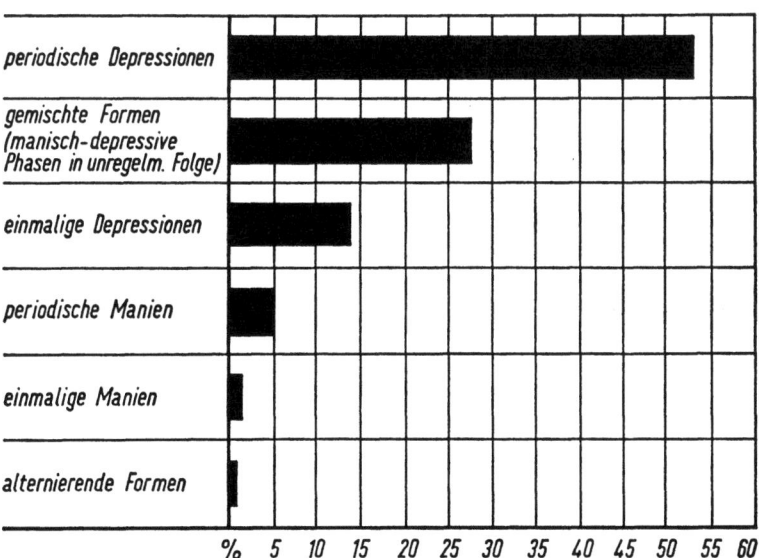

Abb. 3: Verlaufsformen der manisch-depressiven Psychosen.

e) Dauer der depressiven Phasen

Die Phasendauer ist nicht nur für den Kranken, sondern auch für die Therapieindikation wichtig, da sich die Behandlung in der Regel besonders erfolgreich erweist, wenn der Kulminationspunkt der depressiven Episode überschritten ist. Die Phasenlänge wird in der Literatur recht verschieden angegeben. Diese Divergenzen sind bei einem Leiden, dessen Pathogenese unbekannt ist und dessen zeitlicher Ablauf nur auf Grund der Phänomenologie beurteilt werden kann, verständlich. Neuere phasenvergleichende Untersuchungen wurden von Taschev, von Matussek, Halbach und Troeger sowie von Angst durchgeführt. In weitgehender Übereinstimmung kommen die Autoren zum Schluß, daß der Großteil der Phasen durchschnittlich nicht länger als 6 Monate dauert. Derartige Durchschnittsberechnungen können jedoch leicht ein falsches Bild vermitteln, da die Phasendauer individuell sehr stark schwankt und statistisch nicht normal verteilt ist. Die Phasendauer nimmt, wenn auch unregelmäßig, bis zum 50. Altersjahr zu. Nachher zeigen die Episoden eine Tendenz zur Abflachung und Verkürzung.

f) Dauer der freien Intervalle

Die Kranken bedrängen den behandelnden Arzt häufig mit der Frage, ob und wann sie mit weiteren depressiven Phasen rechnen müssen. Diese Frage sollte möglichst offen beantwortet werden, damit die Kranken, sobald sie erneut Zeichen eines depressiven Geschehens feststellen, den Arzt aufsuchen und vor einem Suizid geschützt werden können. Unsere Untersuchungen haben ergeben, daß die periodischen Depressionen und die gemischten Verlaufsformen verschieden lange freie Intervalle haben.

Die Untersuchung der durchschnittlichen Dauer der freien Intervalle ergab zusammengefaßt:

aa) Die freien Intervalle werden nach jeder weiteren Phase, wenn auch unregelmäßig, deutlich kürzer.

bb) Die periodischen Depressionen zeigen längere freie Intervalle als die gemischten Verlaufsformen.

cc) Nach dem 50. Altersjahr bleiben die freien Intervalle in der Regel mehr oder weniger konstant, während die depressiven Phasen eine deutliche Tendenz zu flacherem und kürzerem Verlauf zeigen.

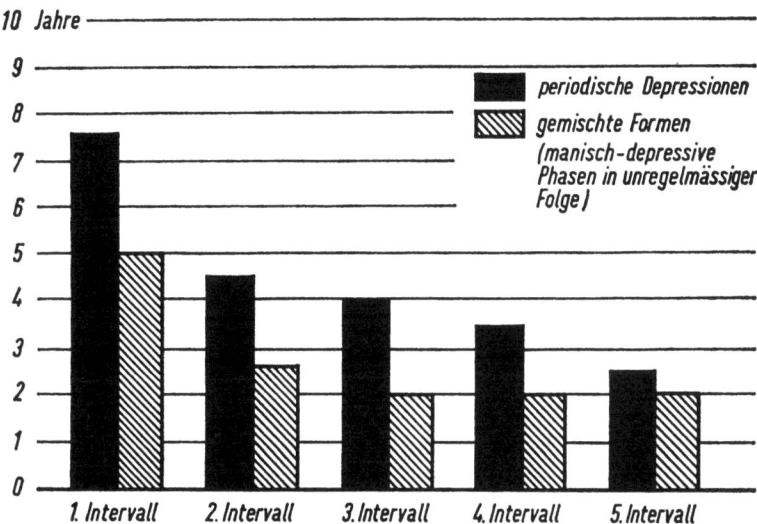

Abb. 4: Durchschnittliche Dauer der freien Intervalle.

dd) Die periodischen Manien und die seltenen alternierenden Verlaufsformen haben eine stärkere Tendenz zur Verkürzung des freien Intervalles.

ee) Ersterkrankungen mit manischen Phasen in jugendlichem Alter, gemischter oder alternierender Verlauf, depressive Phasen auf neurotischer Basis, widrige Umweltsituationen, Schizophrenien in der Aszendenz und Oligophrenie verschlechtern die Streckenprognose.

g) Alter bei der Ersterkrankung, Jahreszeit

Die erste depressive Phase wird oft von den Kranken und von der Umgebung verkannt, da sie nicht selten unterschwellig verläuft oder durch somatische Symptome larviert ist. Entschlußhemmung, ängstliche oder traurige Verstimmung, Apathie und Müdigkeit werden auf die Pubertät, irgendeine seelische Belastung oder eine geringfügige somatische Erkrankung zurückgeführt und erst bei späteren, deutlicher depressiven Phasen rückblickend als Ersterkrankungen erkannt. Die größte Disposition zu Ersterkrankungen besteht sowohl bei Männern wie bei Frauen während der Pubertät bis zum 25. Altersjahr. Ein zweiter Gipfel folgt bei den Frauen vor und während des Klimakteriums, also zwischen dem 40. und 50. Altersjahr. Eine analoge, wenn auch weniger ausgeprägte Häufung von ersten Phasen findet sich bei den Männern zwischen dem 50. und 65. Altersjahr.

Über den Zusammenhang von *Jahreszeit* und Ausbruch der endogenen Depressionen gibt es zahlreiche Arbeiten. Die Statistik zeigt einen Gipfel der Erkrankungshäufigkeit im Herbst und einen zweiten, etwas flacheren Anstieg im Frühjahr. Bei vereinzelten Kranken treten, wie MAYER-GROSS zeigte, die depressiven Phasen immer wieder in einem bestimmten Monat auf oder aber in ganz bestimmten, regelmäßigen Abständen. HOCH und andere betonten indessen mit Recht, daß wir über das Zustandekommen der einzelnen Phasen sehr wenig wissen und daß die Rede von endogener oder autochthoner Entstehung nur unser Unwissen verdecken soll.

h) Häufigkeit der psycho- und somatogenen Auslösung

Alle Depressionsforscher anerkennen, daß exogene Faktoren depressive Phasen provozieren können. Die reine Psychogenese der endogenen Depression wird fast durchweg abgelehnt. Infolge starker Rationalisierungstendenzen der Kranken selbst und ihrer Angehörigen, aber auch des Arztes, werden die depressiven Manifestationen viel zu häufig mit psychischen oder somatischen Traumen zu erklären versucht. Überprüft man den Beginn und den zeitlichen Ablauf der depressiven Phase genau, so kann man oft feststellen, daß das scheinbar auslösende Psychotrauma weit zurückliegt oder aber infolge eines bereits sich abspielenden depressiven Geschehens von den Patienten überwertet wurde. Die Untersuchungsergebnisse über die Häufigkeit der Provokation der endogenen Depressionen durch psychische oder somatische Störungen gehen deshalb stark auseinander, zumal hier die Kausalisierung der eventuell gefundenen zeitlichen Reihenfolge sehr von einem Vorentscheid des betreffenden Untersuchers, je nach psychiatrischer Schule, abhängt. In der Literatur schwanken die Angaben zwischen 5 und 80%.

Man muß sich davor hüten, leichteren psychischen Traumen, die von den Kranken oder deren Angehörigen oft als Grund der Depression angegeben werden, eine zu große Bedeutung beizumessen. Psychoreaktive Erlebnisse stellen viel zu häufige und zu allgemeine

Erscheinungen im menschlichen Dasein dar, als daß sie ganz allgemein als auslösende Faktoren anerkannt werden dürften. Wir fanden nur bei 19% aller depressiven Phasen psychische Erschütterungen, die als tatsächlich auslösende Faktoren in Betracht gezogen werden konnten. Es sind fast durchweg schwerwiegende, quälende Umweltreize, die zu langdauernden affektiven Spannungen mit entsprechenden Schlafstörungen und vegetativen Desintegrationen führen. WEITBRECHT, der diese Frage genau überprüfte, fand ungefähr den gleichen Prozentsatz. Nur bei 5% aller depressiven Phasen konnten somatische Störungen als eindeutig provozierende Faktoren nachgewiesen werden. Grippöse Infekte, Pneumonien, Hepatitiden und Thrombophlebitiden stehen dabei zahlenmäßig im Vordergrund. Die depressiven Phasen treten meist erst in der Rekonvaleszenz bei zu rascher Arbeitsaufnahme auf. Traumatische und infektiöse Hirnschädigungen finden sich als auslösende Ursachen in unserem Krankengut selten. Dagegen fiel das Auftreten depressiver Phasen während beziehungsweise nach forcierten Abmagerungs- und nach zu intensiven Badekuren auf. H. H. MEYER fand einen zeitlichen Zusammenhang zwischen Phasenausbruch und akuter körperlicher Erkrankung bei 4% der untersuchten Männer und 7% der Frauen, wobei er bei den letzteren die Bedeutung der Generationsvorgänge berücksichtigte.

Eine erhöhte Erkrankungsdisposition besteht für alle depressiven Manifestationen und somit auch für die endogenen Depressionen in den *biologischen Krisenzeiten* und in Zeiten gestörter Lebenssituation, also während der *Engpässe des Lebens.* Zu den ersteren gehören die Pubertät und, bei Frauen, die Zeiten der Menstruation, der Schwangerschaft, der Geburt, des Puerperiums, der Laktation und der Wechseljahre. Während des Klimakteriums wirkt neben der hormonalen Umstellung mit ihren Ausfallserscheinungen auch die bedrückende Vorstellung vieler Frauen, daß mit dem Verlust der Menstruation auch die Sexualität verlorengehe, affektiv belastend. Gestörten Lebenssituationen begegnen wir in der Lehr- und Studienzeit, in der die Menschen erwachsen sind, aber infolge ihrer Abhängigkeit von den Eltern als Kinder behandelt werden. Bei den Männern geht das Rückbildungsalter häufig mit Leistungsabnahme und schneller Ermüdbarkeit einher. Gerade in diesen Lebensabschnitt fällt auch die Pensionierung, die eine psychische Umstellung verlangt. Die Zeit vor und nach der Pensionierung ist deshalb ein besonders kritischer Engpaß des Lebens.

i) Vitale Depression, depressive Wahnideen

Bei vielen endogenen Depressionen findet man die von K. SCHNEIDER beschriebene *„vitale Traurigkeit"*. Der Begriff „Vitalisierung" führte immer wieder zu Mißverständnissen; da die vitalen Kräfte darniederliegen und gehemmt sind, sollte im Grunde genommen eher von „Devitalisierung" gesprochen werden. Als „vital" wird eine Depression bezeichnet, wenn sie mit einer Beeinträchtigung und Hemmung der Vitalgefühle einhergeht, also dem Gefühlshintergrund allen Erlebens, der an die Gesamtheit der unbestimmten Organempfindungen gebunden ist. Die Störungen der Vitalgefühle manifestieren sich bei vielen Kranken als Druck-, Last- oder Schmerzgefühle in der Herz-, Brust- oder Magengegend, seltener im Kopf. Andere empfinden sie mehr als Enge, als Angst (LOPEZ-IBOR) oder als allgemeine Schwere im ganzen Körper. J. E. STAEHELIN hat die Zeichen vitaler Depression als eine Hemmung bzw. Herabsetzung der Triebe und Antriebe, des Tatendranges, der Widerstandskraft, des Wohlbehagens mit entsprechenden Schwere- und Unlustgefühlen, als ein Darniederliegen des „élan vital" umschrieben.

Von vielen Autoren wird die vitale Traurigkeit als spezifisches Symptom für die endogene Depression betrachtet. Es hat sich jedoch gezeigt, daß bei nosologisch ganz verschiedenen Depressionen die Vitalsphäre auch sekundär beeinträchtigt werden kann („vitalisierte" depressive Reaktionen, Erschöpfungsdepressionen, Involutionsdepressionen). Sind indessen schon im Beginn einer Depression Zeichen von vitaler Traurigkeit nachweisbar, so spricht dies für ein endogenes Geschehen.

Wahninhalte im Rahmen einer Depression sprechen im allgemeinen ebenfalls für ein endogenes Geschehen, ausnahmsweise können aber auch bei sekundär vitalisierten Depressionen holothyme (durch die Grundstimmung bedingte) Wahnideen beobachtet werden. Bei den Wahninhalten lassen sich vor allem drei Themenkreise abgrenzen, die von K. SCHNEIDER auf eine Konfrontation mit den Urängsten zurückgeführt wurden: Die Angst um das Heil der Seele, Angst um die Gesundheit und die materielle Sicherheit. Oft steht eines dieser

4. Endogene Depressionen

Themen im Vordergrund oder wird überhaupt zum einzigen Inhalt der Depression. Dabei können von pessimistisch-überwertigen Ideen Übergänge bis zu wahnhafter Gewißheit festgestellt werden. VON ORELLI hat am Krankengut unserer Klinik nachgewiesen, daß sich die Inhalte der Wahnideen entsprechend dem Zeitgeist geändert haben, indem die Zahl der eigentlichen *Versündigungsideen* merklich geringer geworden ist. Die Schuldgefühle gegenüber göttlichen Instanzen treten deutlich zurück, während die Versäumnisse weltlicher Pflichten gegenüber Mitmenschen zu häufigeren Vorstellungen werden. Im Zunehmen begriffen sind besonders die hypochondrischen Ideen, die sich bis zum *Krankheitswahn* steigern können. Die Kranken fürchten, mit einem unheilbaren, schweren Leiden behaftet zu sein und ergehen sich oft in abwegigen und irrealen Krankheitsphantasien. Besonders sind sie überzeugt, daß ihr depressiver Zustand unheilbar ist und sie ewig behandelt werden müssen. Der Krankheitswahn ist oft mit einem *Verarmungswahn* eng verbunden. Die Patienten glauben, ihre Krankheit und deren Behandlung verschlinge so viel Geld, daß sie dadurch sich selbst und ihre Familie ruinieren. Jedoch treten Verarmungsideen nicht selten auch allein auf, vor allem im höheren Alter.

Primäre Schuldgefühle, d. h. unableitbare, wahnhafte Schuldempfindungen werden von WEITBRECHT und anderen Autoren mit als diagnostisches Leitsymptom der endogenen Depression betrachtet. Auch können manchmal inhaltlose, „frei flottierende" Schuldgefühle auftreten. Leider sind sie nicht häufig nachweisbar, da ein frei steigendes Schuldgefühl sich stets ein entsprechendes Schuldobjekt sucht. Immerhin sind ca. 25% dieser Schuldinhalte frei erfunden, der Großteil ist deutlich und oft maßlos übertrieben und nur ca. 20% der Inhalte entsprechen der biographischen Realität (HOLE).

Oft durchforschen die Kranken ihr ganzes Leben und decken durch skrupulöse Selbstanalyse Jugendsünden, berufliche Fehler, sexuelle Verfehlungen und Betrügereien auf. Dabei werden vielfach weit zurückliegende, teilweise recht geringfügige Verfehlungen in den Vordergrund gerückt, und manchmal können solche Bagatellvergehen in einer Art Wertblindheit des depressiven Gewissens aus dem realen Schuldspektrum völlig ausgestanzt und in uneinfühlbarer Weise überbetont sein. Die Patienten mit starken Schuldgefühlen halten sich auch keineswegs für seelisch krank, sondern sie sind durchdrungen von der Gewißheit ihrer Schuld, die zu ihrem völligen Versagen, zu ihrem Ruin führen mußte.

Weiterhin kann man oft bei schwer depressiv Kranken *sekundäre Schuldgefühle* feststellen, indem sie ihre gegenwärtige Traurigkeit, ihre Energielosigkeit und Apathie, ihr allgemeines Versagen schuldhaft erleben.

Zeigen die Schuldgefühle, die Versündigungs-, Krankheits- und Verarmungsideen den Charakter wahnhaft fixierter Gewißheit und werden sie dadurch inadäquat, uneinfühlbar und irreal, spricht dies eher für ein endogenes depressives Geschehen.

k) Somatische Äquivalente, psychophysische Korrelationen

Die Diagnostik wird insbesondere durch die Vielfalt von vegetativen Störungen und funktionellen Organbeschwerden, die als Prodromal-, Begleit- und Folgeerscheinungen oder somatische Äquivalente (depressio sine depressione) auftreten können, erschwert. Oft verbirgt sich das depressive Syndrom hinter multiplen somatischen Symptomen von außerordentlicher Variabilität. Fällt es schon schwer, eine Depression, die ohne äußere Ursache auftritt, zu diagnostizieren, so ist es noch viel schwieriger, zu erkennen, daß körperliche Störungen Äquivalente eines depressiven Geschehens sein sollen. Solange die somatischen Manifestationen mit *depressiver Teilsymptomatik* einhergehen, sind wenigstens Indizien für eine Verdachtsdiagnose vorhanden. Viel schwieriger wird die Situation, wenn *nur körperliche Manifestationen* nachweisbar sind. Besonders häufig klagen die Patienten über Druckgefühle über dem Thorax, Schmerzen in der Herzgegend, eingeengte Atmung, Würgegefühle im Hals, spastische Magen-Darm-Beschwerden, Rückenschmerzen, neuralgiforme Schmerzen und hartnäckigen Kopfdruck. Oft beobachtet man belegte Zunge, Foetor ex ore, Trockenheit des Mundes, verminderten Hautturgor mit entsprechend schlaffem, welkem, müdem Gesichtsausdruck, Haarausfall, Appetitlosigkeit, Gewichtsabnahme, Blähungen, Obstipation, pseudopektanginöse Beschwerden, Tachykardie, Extrasystolie. Daneben fallen der glanzlose, verschleierte Blick, das Versiegen der Tränen- und Schweißdrüsensekretion (Weinen ohne Tränen), verlangsamter Puls, erniedrigte Temperatur und Grundumsatz und atonischer Dickdarm auf. Sobald aber die depressiven Zustandsbilder vorwiegend ängstliches Gepräge zeigen, finden sich gegenteilige Befunde.

Zu Beginn der depressiven Phase bestehen oft Einschlafstörungen, die nach einigen Wochen zurückgehen. Die Kranken schlafen in der Folge relativ schnell ein; sie leiden aber unter oberflächlichem, wiederholt durchbrochenem, zerhacktem Schlaf mit frühem Erwachen. Sie fühlen sich am Morgen müde und zerschlagen und haben subjektiv das Gefühl, als hätten sie überhaupt nicht geschlafen. Selbstverständlich dürfen aus der Art der *Schlafstörung* keine diagnostischen Rückschlüsse gezogen werden, denn wir beobachten bei jedem depressiven Geschehen alle Arten von Schlafstörungen. Hartnäckige Einschlafstörungen sprechen jedoch eher für psychogenes, zerhackter Schlaf mit frühem Erwachen eher für endogenes Geschehen.

Die *Gewichtskurve* erlaubt gewisse Rückschlüsse auf den Verlauf der Depression, indem häufig parallel zur Depressionsvertiefung eine zunehmende Anorexie mit Gewichtsabnahme auftritt. Appetitzunahme und entsprechender Gewichtsanstieg sind oft die ersten Symptome einer Besserung des Depressionszustandes. Selten läßt sich ein gegenteiliges Verhalten der Gewichtskurven bei ängstlich gefärbten Depressionen nachweisen (Kummerspeck).

Trotz immenser Forschungsarbeit ist es bis heute nicht gelungen, bei endogenen Depressionen spezifische pathophysiologische oder endokrinologische Befunde zu erheben. So eindrücklich Aussehen und Verhalten der Kranken auf eine Somatose hinweisen, so wenig lassen sich eindeutige somatische Störungen nachweisen.

Die Untersuchungen der Blutmorphologie, des Mineralstoffwechsels, des Hormon-, Ferment- und Wasserhaushaltes ergaben so vieldeutige Befunde, daß sie bis heute keine sicheren diagnostischen Schlüsse zulassen. Bei endogenen Depressionen finden sich gelegentlich erhöhte Nüchternblutzuckerwerte mit erhöhtem Anstieg und verzögertem Absinken der Blutzuckerkurve nach einer zweiten Glukosegabe, also eine Veränderung der Doppelzuckerbelastungskurve im Sinne des Diabetes latens. Es scheint eine gewisse Korrelation zwischen der Tiefe des depressiven Zustandsbildes und der Hemmung der Zuckerverarbeitung zu bestehen. GEORGI glaubte, aus den Cholesterin-Belastungskurven gewisse Rückschlüsse auf den Verlauf ziehen zu können. Er fand bei endogenen Depressionen oft einen erhöhten Nüchtern-Cholesterinspiegel, der im Gegensatz zu den

Verhältnissen bei den Gesunden in den dem Erwachen folgenden Stunden eine Tendenz zum Absinken zeigte und wies nach, daß die Normalisierung der Tages-Cholesterin-Kurve dem Aufhellen der Depression parallel läuft. Diese Stoffwechselstörungen sind indessen keineswegs für die Krankheitseinheit „endogene Depression" spezifisch.

Untersuchungen über die Salivation bei Depressiven, die LOEW an unserer Klinik durchführte, zeigen, daß die Speichelmenge bei Depressionen vermindert sein kann. Die niedrigsten Werte wurden bei endogen Depressiven gefunden. Auch bei den Erschöpfungsdepressionen und den neurotischen Depressionen ließ sich eine Erniedrigung der Speichelmenge nachweisen, während sich involutiv und psychoreaktiv Depressive in dieser Beziehung nicht von Normalpersonen unterschieden. Die Speichelwerte sind auch von der Phänomenologie des Syndroms beeinflußt: agitiert-ängstliche Depressive weisen niedrigere Werte auf als Patienten, bei denen die Hemmung dominiert; allerdings spielt hierbei auch der Faktor des Alters deutlich eine Rolle. Die Beobachtung depressiver Patienten während der Dauer des Spitalaufenthaltes zeigte, daß mit der Aufhellung der Depression eine Normalisierung der anfänglich herabgesetzten Speichelmenge eintritt (LOEW).

Die Bedeutung dieser Befunde als Anzeichen einer Störung des vegetativen Gleichgewichtes ist noch zu klären. Die erniedrigte Speichelrate des ängstlich-agitierten Depressiven scheint auf einen verstärkten Einfluß des sympathischen Systems hinzuweisen, auf der anderen Seite kann aber ebenso auch ein Ausbleiben parasympathischefferenter Impulse angenommen werden. Auch mit anderen Methoden lassen sich Störungen der vegetativen Regulationen bei Depressionen nachweisen: Arbeiten aus der Vegetativen Untersuchungsstation unserer Klinik zeigen, daß bei Kreislaufbelastungen und bei Prüfung der Wärmeregulation der Haut Abweichungen von der Norm auftreten. BECK hat am Beispiel der Erschöpfungsdepression festgestellt, daß bei der Mehrzahl der Patienten eine Dysregulation des sympathischen Nervensystems besteht (S. 53).

M. REISS, HEMPHILL, CAMERON und andere haben gezeigt, daß es bei endogenen Depressionen mit verfeinerter endokrinologischer Untersuchungsmethodik möglich ist, individuelle Schwankungen der Ausscheidung von Nebennierenrinden- und Hypophysenhormonen nachzuweisen. Die endokrinologischen Befunde variieren aber von Krankem zu Krankem und finden sich oft im Streuungsbereich des Normalen, so daß sie nur bei längsschnittmäßigen Untersuchungen brauchbare Resultate zu vermitteln vermögen. Bei allen diesen Untersuchungen ist es allerdings fraglich, ob sie überhaupt Hinweise auf irgendwelche ätiologischen Faktoren liefern können oder ob die erhobenen Befunde nicht bloß sekundäre, unspezifische Indikatoren für die im Gefolge von Depressionen auftretenden Veränderungen in Vegetativum und Stoffwechsel darstellen.

Auf dem Gebiete der vegetativ-endokrinologischen Forschung im Zusammenhang mit den depressiven Erkrankungen stehen noch viele Fragen offen, die nur durch systematische, längsschnittmäßige Untersuchungen beim einzelnen Kranken und mit verfeinerter Methodik geklärt werden können.

5. Spätdepressionen (Involutionsdepressionen), depressive Rückbildungspsychosen

a) Abgrenzung, Definition

Bei der Abgrenzung der Spätdepressionen treten, je nach Ländern und Schulen, verschiedene Auffassungen zutage. Die unterschiedlichen, zum Teil divergierenden Meinungen über diese depressiven Zustandsbilder gehen auf KRAEPELIN selbst zurück. Er hat nämlich die Involutionsdepressionen zunächst von den manisch-depressiven Psychosen abgegrenzt, um erst 1907 auf Grund katamnestischer Nachprüfungen von DREYFUS auch diese als Spätformen dem manisch-depressiven Formenkreis zuzuordnen. Neue genetische und phasenvergleichende Untersuchungen von ANGST, die zum Teil mit Hilfe der Verbundforschung an verschiedenen Universitätskliniken statistisch belegt und von PERRIS mit ähnlichen Zahlen bestätigt wurden, veranlassen zur Annahme, daß die *periodischen Depressionen* und die *Involutionsdepressionen* Manifestationen der gleichen Krankheit mit unterschiedlichem Ersterkrankungsalter darstellen. Wegen ihres Auftretens im vorgerückten Alter hat sie ANGST in Analogie zu den Spätschizophrenien als „Spätdepressionen" bezeichnet. Diese auch von anderen Autoren übernommene Terminologie haben wir hier zugrunde gelegt.

Die Abgrenzung der Spätdepressionen im Rahmen der periodischen Depressionen betrachten wir als zweckmäßig, denn sie sind infolge der Häufigkeit ihrer psycho- und somatogenen Auslösung, ihres besonderen zeitlichen Ablaufes, ihrer Symptomatologie, ihres Ansprechens auf die Therapie sowie ihrer Prognose von anderen depressiven Zustandsbildern zu unterscheiden.

Als Spätdepressionen bezeichnen wir also diejenigen depressiven Manifestationen, die erst im Rückbildungsalter auftreten und bei denen sich weder depressive noch manische Phasen in der Vorgeschichte nachweisen lassen. Es sind Depressionen, die selbst keinen Wechsel von depressiven und manischen Episoden aufweisen. Das Involutionsalter hebt sich nicht durch verbindliche physiologische oder psychologische Merkmale heraus. Die Rückbildungsvorgänge des Gehirns beginnen zunächst symptomlos in den Fünfzigerjahren. Bei den Frauen wird die Involution durch ovarielle Rückbildungsvorgänge eingeleitet. Ihr Anfang zeigt große individuelle Unterschiede, auch dauert sie verschieden lang. Die Menopause fällt in unseren Breitengraden ca. auf das 50. Altersjahr. Das Klimakterium beginnt 2—5 Jahre vorher mit Unregelmäßigwerden und zeitweisem Sistieren der Menses. Trotz der starken individuellen Schwankungen kann man annehmen, daß die Involutionszeit durchschnittlich zwischen das 45. und 70. Altersjahr fällt.

Bei den Frauen beobachtet man während des Klimakteriums und in der Menopause oft reizbar-depressive und ängstliche Verstimmungen. Diese sind zum Teil durch die hormonale Krise mit ihren Ausfallserscheinungen (Wallungen, Schweißausbrüche, Frösteln, Palpitationen, Schwindelanfälle, Parästhesien, Kopfschmerzen) bedingt. Oft spielt aber besonders die irrige Vorstellung, daß mit dem Verlust der Menstruation auch die Sexualität verlorengehe und damit das eigentliche Alter beginne, eine entscheidende Rolle. Diese depressiven Verstimmungen, die auf das engste mit der hormonalen Krise des Klimakteriums und den psychischen Belastungen durch den vermeintlichen Verlust der Sexualität verbunden sind, wurden fälschlicherweise als *klimakterische Depressionen* abgegrenzt. Das Klimakterium galt früher als selbständige Krankheitsursache. Heute weiß man, daß die Wechseljahre höchstens eine Disposition zu den verschiedenen psychischen Störungen setzen.

5. Spätdepressionen

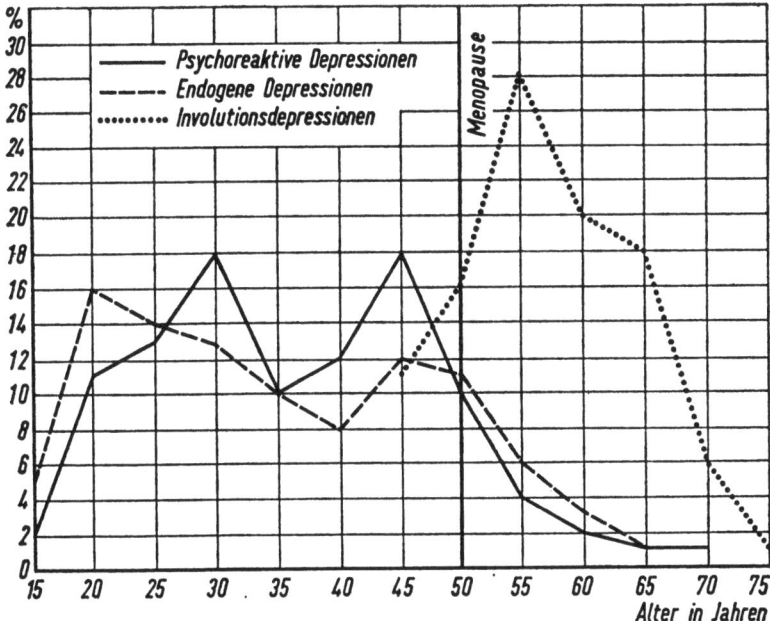

Abb. 5: „Klimakterische" Depressionen.

Abbildung 5 zeigt eine deutliche Häufung depressiver Manifestationen verschiedenster Genese während des Klimakteriums. Sowohl die psychogenen als auch die Ersterkrankungen der endogenen Depressionen und der Spätdepressionen können vor und nach der Menopause gehäuft festgestellt werden. Die klimakterischen Depressionen sind also genetisch ganz verschiedenen Gruppen zuzuordnen und müssen deshalb auch therapeutisch verschieden angegangen werden.

b) Heredität, prämorbider Charakter

Auf die diesbezügliche Sonderstellung der Spätdepressionen wurde wiederholt von verschiedenen Autoren hingewiesen. Das Fehlen manisch-depressiver Psychosen in der Heredität, die im Verhältnis zum manisch-depressiven Formenkreis starke Belastung mit Schizophrenien und schizoiden Persönlichkeiten sowie das seltene Auftreten gleicher Erkrankungen bei Geschwistern galt als besonderer Hinweis hierfür. Bei 40% der Kranken unseres Untersuchungsgutes ließ sich keine hereditäre Belastung nachweisen. Die Konsequenz aus den neuesten Hereditätsuntersuchungen wurde schon erwähnt (S. 35).

Bei den Betroffenen sind gewisse prämorbide Charakterzüge gehäuft festzustellen, nämlich Übergewissenhaftigkeit, Ordnungsliebe, Perfektionismus, skrupulöse ethische Auffassungen, mangelnde affektive Entladungsfähigkeit, starres Verhalten und entsprechendes mangelhaftes Anpassungsvermögen. Es sind Individuen, die nur wenige, dafür um so intensivere mitmenschliche Bindungen eingehen. Infolge ihrer Verschlossenheit und ihres Mangels an mitmenschlichen Beziehungen neigen sie besonders zu Vereinsamung und dadurch zu Mißtrauen und Resignation. Diese Entwicklung hat so große Ähnlichkeit mit derjenigen eines Großteils der alten Menschen, daß man überspitzt sagen könnte, daß *vorzeitig gealterte Menschen besonders zu Involutionsdepressionen neigen* (Erstarrung, Karikierung im Sinne der gesteigerten Ichbezogenheit und Verschlossenheit, Neigung zu Resignation und Mißtrauen als typische Altersentwicklung).

c) Altersverteilung, Auslösung, Symptomatik, Verlauf

Es ist bei Kranken mit Spätdepressionen oftmals ziemlich schwierig, den Zeitpunkt der Erkrankung genau zu fixieren, da der eigentlichen depressiven Symptomatik oft eine subdepressive, sich lange hinziehende Prodromalphase vorausgeht, die durch viele vegetative Symptome überdeckt ist. In unserem Krankengut überwiegen die weiblichen (70%) gegenüber den männlichen Patienten. In der Regel erkranken Frauen früher als Männer. Bei ihnen liegt der stärkste Krankheitsbefall zwischen dem 51. und 60. Altersjahr, während er sich bei den Männern zwischen dem 61. und 65. Altersjahr findet. Auffallend ist auch, daß die Spätdepressionen bei der Frau größtenteils nicht in die Zeit des beginnenden Klimakteriums oder des Eintrittes der Menopause fallen (siehe Abb. 5). Sie treten durchschnittlich erst 3—7 Jahre später in Erscheinung. Die Involutionsdepressionen dürfen deshalb nicht in erster Linie auf ovarielle Rückbildungsvorgänge zurückgeführt werden, wie dies häufig geschieht. Sie sind vorwiegend durch psychogene Momente, zum Teil auch durch zentralnervöse, wahrscheinlich dienzephale Involutionsvorgänge bedingt, denen die hormonale Umstellung vorausgeht. Dies erklärt auch die enttäuschenden Resultate der Therapie mit Sexualhormonen bei Involutionsdepressionen.

Diese depressiven Manifestationen werden sehr häufig durch psychische oder körperliche Traumata ausgelöst. Bei 74% unserer

Kranken konnten als auslösende Motive verschiedene Verluste, Gewissenskonflikte wegen Unterlassungen und Pflichtversäumnissen, meist verbunden mit Isolierung und Vereinsamung, nachgewiesen werden. Nur bei 7% der Patienten standen vorwiegend somatische Krankheiten wie Infektionen, Unfälle, operative Eingriffe (Prostatektomie) als auslösende Faktoren im Vordergrund. Die Involutionszeit ist, wie A. L. VISCHER zeigt, das Alter der Verluste mit vorwiegend bedrückenden Erlebnissen. Für einige solcher auslösender Faktoren wurden sogar Schlagwörter geprägt wie: Umzugsdepression, Pensionierungsbankrott, Pensionsschock. Verfolgt man das Schicksal vieler Menschen im Involutionsalter, so wird die vermehrte Neigung zu depressiven Entwicklungen verständlich, denn eine Enttäuschung, ein Verlust folgt oft dem anderen. LANGE hat deshalb den Ausbruch der Involutionsdepression anschaulich mit dem Überlaufen eines Fasses verglichen. Wenn wir die häufigsten pathogenen Umweltfaktoren, die „das Faß füllen", betrachten, so stellen wir fest, daß es sich vorwiegend um bedrückende Erlebnisse handelt. Die wenigen mitmenschlichen Beziehungen gehen durch Hinscheiden von Freunden, Gleichaltrigen, Ehepartnern verloren. Materielle Einkünfte, Macht, Ansehen schwinden infolge Pensionierung oder Rücktritts aus dem Geschäftsleben. Vorher allgemein geachtete Menschen werden ungeheuer schnell vergessen, auf der Straße von ihren ehemaligen Mitarbeitern vielleicht nicht einmal mehr gegrüßt, in der Gesellschaft auf die Seite geschoben. Dieser Achtungs- und Machtverlust trifft Menschen, die im Leben erfolgreich waren, besonders schwer. Die erwartete Anerkennung und der Dank für die pflichtbewußte, lebenslange Arbeit bleiben aus, was zu Ressentiments gegen einzelne Personen oder die Gesellschaft führt. Am schlimmsten ist die quälende Erkenntnis der Abnahme der geistigen, körperlichen und sexuellen Kräfte, des Überzähligseins in der Familie, der Nähe des Todes. Bei vielen Menschen wird dadurch eine dauernde Ängstlichkeit in bezug auf die zukünftige materielle Sicherheit und Gesundheit ausgelöst. Diese Erwartungsangst führt nicht selten zu der überwertigen Idee, die materiellen Güter könnten nicht ausreichen. Bei Frauen wirkt sich oft der Wegzug der Kinder, die Pflichtenleere, aber auch ein Umzug in eine neue Umgebung, in eine kleinere Wohnung, verheerend aus. Jeder neue Verlust hat wegen seiner symbolischen Bedeutung eine besonders nachhaltige Wirkung und löst oft eine Kettenreaktion aus. Zu diesen vielfältigen Verlusten gesellen sich oft noch Gewissensbisse infolge Bewußtwerdens von Versäumnissen und Unterlassungen gegenüber Mitmenschen, beruflichen und religiösen Pflichten. Die allmähliche Abnahme der Potenz, die zunächst mit einer Steigerung der Libido verbunden ist, führt oft zu sexuellen Phantasien und Abenteuern, die gelegentlich schwerste Selbstbeschuldigungen zur Folge haben können. Die genannten Verluste und widrigen Umwelteinflüsse bedingen eine erdrückende Anstauung unlustbetonter und aggressiver Affekte; auch lösen solche emotionalen Spannungen verschiedene vegetative Begleit- und Folgeerscheinungen und funktionelle Organstörungen aus, welche die Kranken zu übertriebener Selbstbeobachtung verleiten und sie zu mannigfachen hypochondrischen Befürchtungen veranlassen. In der *Prodromalphase der Involutionsdepression*, die man als neurasthenisches Vorstadium bezeichnen könnte, klagen die Kranken fast ausschließlich über verschiedene, wechselnde körperliche Beschwerden und erwarten auch Heilung durch somatische Therapie. Die eigentliche Involutionsdepression tritt in der Regel nach einer geringfügigen zusätzlichen, psychischen oder physischen Belastung plötzlich in Erscheinung. Die depressiven Manifestationen zeigten bei 91% unserer Kranken ängstlich-agitiertes Gepräge und waren je nach individueller Charakterstruktur und Reaktionsweise paranoid, hypochondrisch, hysterisch, zwanghaft oder katatoniform gefärbt. Bei 52% der Patienten fand sich ein mehr oder weniger deutliches paranoides (mißtrauisch-wahnhaftes) Gepräge. Die Wahninhalte und die Unruhe führt K. SCHNEIDER wohl zu Recht auf die Angst um Seele, Leben und Besitz zurück; dadurch kommt es zu Versündigungs-, Krankheits- und Verarmungsideen, durch die die Kranken dauernd umhergetrieben werden. Die Involutionsdepressionen zeigen einen sehr *schleppenden Verlauf*; die Affektkurve verläuft anfänglich flach und wellenförmig und sinkt immer mehr ab, und sie kann jahrelang in der Tiefe bleiben. Das depressive Zustandsbild zeigt eine deutliche Tendenz zur sog. „Vitalisierung" (siehe S. 30 f.), d. h. Angst, Unruhe und affektive Spannung gewinnen oft eine Tiefenwirkung bis in die Welt der körperhaften Gefühle, der Triebe und Antriebe, die immer mehr darniederliegen, was zu einer monotonen und sinnlosen Agitiertheit führen kann. Es fehlt den Kranken besonders an lustvoller Spannung, Tatendrang, Widerstandskraft. Bei unbehandelten Patienten geht die Spätdepression manchmal auch direkt in eine organische Altersdepression über.

6. Neurotische Depressionen

a) Definition, Abgrenzung

Da in der Terminologie der Neurosen von Schule zu Schule, insbesondere aber von Sprache zu Sprache große Unterschiede bestehen, möchten wir zunächst die depressiven Neurosen definieren. Unter neurotischer Depression verstehen wir eine durch ganz oder teilweise verdrängte Konflikte bedingte Störung der psychischen Erlebnisverarbeitung, die zeitweise oder dauernd mit einer vorwiegend depressiven Symptomatik einhergeht. Es ist eine der vielfältigen psychoneurotischen Manifestationsweisen, die je nach frühkindlicher Frustration, Persönlichkeitsstruktur und Umweltsituation in Erscheinung treten. Wie allen Neurosen liegen ihnen Störfunktionen der Komplexe zugrunde, die in der Regel auf Kindheitserlebnisse zurückgeführt werden können. Es sind deshalb fast alle neurotischen Depressionen *Infantilneurosen*. Sie überschneiden sich mit den Angst- und Zwangsneurosen und sind deshalb mit diesen durch mannigfache Zwischenformen verbunden. Bei allen neurotischen Kranken besteht zudem eine erhöhte Disposition zu psychoreaktiven Depressionen und Erschöpfungsdepressionen, so daß auch Legierungen mit anderen psychogenen Depressionen in allen Schattierungen beobachtet werden können.

In der Anfangszeit der Psychoanalyse wurde die depressive Symptomgestaltung von FREUD vorwiegend im Sinne einer gegen die eigene Person gerichteten, ursprünglich einem anderen Menschen geltenden Aggression gedeutet, wobei er den Kern der Problematik beim Neurotiker immer in einem ungelösten Ödipuskomplex sah. Auf eine Regression des depressiven Neurotikers bis zur oralen Phase der Triebentwicklung und den ihr entsprechenden unbewußten Wunsch nach Einverleibung des Objektes führte ABRAHAM die bei diesen Kranken zu beobachtende Ablehnung der Nahrungsaufnahme zurück. ANNA FREUD, BURLINGHAM und SPITZ wiesen nach, daß insbesondere die Trennung des Säuglings und des Kleinkindes von seiner

Mutter (early separation) zu depressiven neurotischen Entwicklungen führen kann. SULLIVAN und SCHULTZ-HENCKE stellten in den Mittelpunkt der Pathogenese die in der prägenitalen Phase erworbene, durch das frühkindliche seelische Klima bedingte depressive Struktur. Diese entsteht durch Frustrierung oral-aggressiver Impulse infolge mangelnder Affektzufuhr, Zuneigung, Zärtlichkeit, Liebe, Geborgenheit und Sicherheit, also durch Störungen der Kind-Eltern-Beziehung. HORNEY und FROMM sahen die Wurzeln der depressiven Neurosen in einer Angst, das Leben ohne Hilfe und Abhängigkeit gestalten zu müssen, bzw. in einer Furcht vor Selbständigkeit, Freiheit und Verantwortlichkeit. JUNG und andere zeigten, daß den Komplexen nicht immer eine Verdrängung primitiver Triebe zugrunde liegen muß, sondern daß Neurosen auch durch Konfliktstoffe im Bereiche der höchsten Persönlichkeitsschicht, also durch Unterlassungen und Versäumnisse gegenüber ethischen und ästhetischen Werten (Bruch mit der Religion, Verlust von Idealvorstellungen von sich selbst oder anderen Menschen, Enttäuschungen infolge Versagens der moralischen Autorität der Eltern usw.) entstehen können.

b) Pathogenetische Faktoren

Für das pathogenetische Verständnis der depressiven Neurosen lassen sich wertvolle Anhaltspunkte gewinnen, wenn man sich vergegenwärtigt, daß nicht erfüllte Wunschziele, verborgene Triebansprüche, Bedrohungen, Verlust des Gefühls der Sicherheit, der Geborgenheit und angstgetönte Sorgen zu trauriger Bedrücktheit oder ängstlicher Selbstunsicherheit führen. Diese Verluste und Bedrohungen werden besonders vom Kind nicht mit Klarheit des Bewußtseins übersehen und verfallen allmählich, da sie weder affektiv abreagiert noch intellektuell verarbeitet werden können, teilweise oder ganz der Verdrängung. Die verdrängten Angstgefühle, Gewissenskonflikte und Aggressionen werden aber durch die Verdrängung aus dem Bewußtsein keineswegs neutralisiert, sondern stellen vielmehr einen ständig vorhandenen Störfaktor dar. Die unbewußten Spannungen können im späteren Leben durch analoge Erlebnisse, Versagungs- und Versuchungssituationen, aber auch in biologischen Krisenzeiten und lebensgeschichtlichen Umbruchphasen so stark aktualisiert werden, daß sie sich als depressive Zustandsbilder manifestieren. Die aktuellen Konflikte und lebensgeschichtlichen kritischen Zuspitzungen werden nur deshalb zu bedeutsamen pathogenen Momenten, weil sie infolge gewisser Entsprechungen weit zurückliegende verdrängte Konflikte reaktivieren bzw. auf eine unbewußte Resonanz stoßen.

Die einzelnen Glieder der neurotischen Entwicklung sind für die Kranken nicht erkennbar, zumindest nicht in der Bedeutung für die Krankheit. Gelegentlich wissen die Patienten aber doch dunkelahnend um die Zusammenhänge. Trotzdem stehen sie dem depressiven Geschehen ratlos gegenüber und empfinden den Stimmungswandel als fremdartig (VÖLKEL).

c) Frühkindliche pathogene Umwelteinflüsse

Bei den klinisch behandelten Kranken mit neurotischen Depressionen fanden sich folgende Frustrierungen am häufigsten:

aa) *Mangel an Geborgenheit*, Zärtlichkeit, affektiver Wärme, Zuneigung; Gefühl, aus der Familie ausgestoßen zu sein (early separation). Die Kranken fühlen sich oft zeitlebens überzählig, unerwünscht und nicht geliebt. Die Bedrohung oder der Verlust befriedigender mitmenschlicher Beziehungen erzeugt Angst und Minderwertigkeitsgefühle mit überkompensatorischem Ehrgeiz und Neigung zu Selbstüberforderung und Perfektionismus. Schwäche des Selbstgefühls, Bedrohung durch eine potentiell als feindlich empfundene Umwelt und hohe Zielsetzung führen zwangsläufig zum Versagen und zum Gefühl der Hilflosigkeit, also zu depressiven oder ängstlichen Verstimmungen.

Diese Fehlentwicklungen beobachtet man gehäuft bei Kindern, die ohne Mutter aufwuchsen oder die der Grund zu unglücklichen Mußehen waren. Auch Kinder harter, kalter, tyrannischer, gemütsarmer Mütter und von Frauen, die durch berufliche und gesellschaftliche Verpflichtungen zu stark in Anspruch genommen werden, sind zu neurotischen Entwicklungen disponiert.

Als ursächliche Faktoren stehen Störungen der Kind-Mutter-Beziehung und mangelnde affektive Wärme seitens der Mutter im Vordergrund. Mangel an Vertrauen, Fehlen von Zuneigung und Schutz entmutigen das Kind in seinen Versuchen, sich auf eine erwachsene Daseinsform hin zu entwickeln. Es bleibt zeitlebens eine Sehnsucht bestehen, in den verantwortungslosen, passiven Kleinkindzustand zu regredieren. Dieses unbewußte Bedürfnis (orale Fixierung) manifestiert sich im späteren Leben in Empfindlichkeit und Neigung zu Resignation und Depression. Wird ein solcher Mensch durch Probleme, Konflikte, schwierige Aufgaben belastet, kommt es infolge der unbewußten Tendenz, den äußeren und inneren Auseinandersetzungen auszuweichen, zu apathisch-depressiver Resignation.

bb) Durch *verdrängte aggressive Tendenzen*, Auflehnung, Wut, Haß gegen Mutter oder Vater mit entsprechenden infantilen Todeswünschen entstehen Schuldgefühle, die zu Selbstunsicherheit und Insuffizienzgefühlen führen. Die infantilen Phantasien und Aggressionen lassen sich oft in Angstträumen, die sich später gegen den Kranken selbst richten, in mehr oder minder deutlicher Verkleidung nachweisen.

Diese neurotischen Entwicklungen beobachtet man gehäuft bei Kindern aus Alkoholikerfamilien, aber auch bei solchen, die in gespannter familiärer Atmosphäre (Schlägereien, Streit, Suiziddrohungen, furchterregende Szenen) groß wurden oder unter ungerechter, parteiischer Erziehung infolge Bevorzugung der Geschwister litten.

cc) *Sexuelle Problematik*, Ablehnung, ängstliche Bekämpfung und Tabuierung der Sexualität. Werden durch die Familie und die Umwelt alle sexuellen Manifestationen verabscheut, so führt dies schon beim Kind zur Vorstellung, daß jedes erotische Gefühl etwas Tierisches, Schmutziges sei. Machen sich dann die sexuellen Triebe in der Vorpubertät und Pubertät bemerkbar, führt der Versuch, die Sexualität zu unterdrücken und die Einsicht, den Trieben nicht widerstehen zu können und ihnen vor allem in Form der Onanie immer wieder zu erliegen, zu schweren Konflikten. Auch können zu starke Bindungen an Vater oder Mutter mit entsprechenden Aggressionen und Todeswünschen (Ödipuskomplex) Kastrationsängste auslösen. Aus der Tabuierung der Sexualität und den Gewissenskonflikten wegen der Onanie resultieren Minderwertigkeits- und Schuldgefühle, oft mit der Erwartungsangst verbunden, sexuell abnorm veranlagt zu sein, keine gesunden Kinder gebären zu können, sich gesundheitlich geschädigt zu haben. Die Angst vor der Sexualität führt zu Frigidität, Impotenz, zu Mangel an Hingabefähigkeit und liebevoller Zuwendung, was sich wiederum in schuldhafter Traurigkeit, die oft mit Insuffizienzgefühlen einhergeht, manifestieren kann.

Die Neurosen entstehen also in der Regel nicht durch einzelne seelische Verletzungen, sondern durch Unterdrückung, Ablehnung und Hemmung affektiver Bedürfnisse beim Kleinkind. Die häufigsten pathogenen Momente sind Störungen der familiären Atmosphäre, der affektiven Milieusituation, der Eltern-Kind-Beziehung.

d) Symptomatik, Verlauf

Den neurotischen Depressionen geht in der Regel eine Kette von neurotischen Brückensymptomen voraus, die sich bis in die Kindheit zurückverfolgen lassen und die oft während der Pubertät exazerbieren. Bei längsschnittmäßigen Untersuchungen stößt man auf intermittierend auftretende psychische und vegetative Symptome. Neben Störungen der Beziehungsfähigkeit zu den Mitmenschen im Sinne der Gehemmtheit, Ängstlichkeit, Selbstunsicherheit und Distanziertheit finden sich gehäuft Eßschwierigkeiten, Erbrechen, Stottern, Enuresis, Pavor nocturnus und Nägelkauen, alles Symptome, die die *frühkindlichen Wurzeln* der Neurose erkennen lassen.

Die depressiven Neurosen werden durch Versagungs- oder Versuchungssituationen oder durch Lebenskrisen aus ihrer Latenz gehoben. Die Konflikte sind in der Regel geringfügig und wirken nur pathogen, weil sie durch nicht verarbeitete, verdrängte Trieb- oder Affektansprüche potenziert werden. Da die depressiven Zustandsbilder auf gegensätzlichen psychischen Strebungen basieren, zeigen sie *zwiespältigen Charakter*. Neben Selbstunsicherheit und unersättlichem Anlehnungs-, Schutz- und Hilfebedürfnis finden sich überkompensatorisch schroffe Ablehnung, Trotz und abweisende Distanziertheit. Die Kranken verbergen in der Regel ihre traurige Stimmung möglichst lange, indem sie ihre Gedrücktheit durch fröhliches Gehabe zu überspielen oder durch möglichst forsches Auftreten zu verdecken versuchen. Die depressive Symptomatik ist zudem stark von der momentanen Umweltsituation abhängig. Die Kranken reagieren affektiv auf jeden Umweltreiz zu stark. Je nach Gesprächspartner, Erfolg oder Mißerfolg, Gefühl der Geborgenheit oder Isolierung schwankt die Grundstimmung, und die Betroffenen klagen selbst, sie seien der Spielball ihrer Gefühle. Die Kranken empfinden ihre traurigen Verstimmungen subjektiv als fremdartig und unverständlich, lehnen sich gegen die unheimliche Niedergeschlagenheit auf und leiden sehr unter dem Widerstreit ihrer Empfindungen. Die Ambivalenz, der Wechsel von Verzweiflung und überkompensatorisch hochmütig-distanzierter Verhaltensweise und die Abhängigkeit von der Umweltsituation verleihen diesen depressiven Zustandsbildern etwas *Widersprüchliches, Uneinheitliches, Schillerndes.*

Die neurotischen Depressionen zeichnen sich auch durch einen schwankenden, unregelmäßigen *Verlauf* aus. Oft wechseln psychische und somatische Symptomatik (Wandern der Symptome). Nach jeder nicht gemeisterten Schwierigkeit vertieft sich das depressive Geschehen, was gelegentlich einen wellenförmigen Verlauf vortäuscht. Mit über 70% überwiegen bei den neurotisch Depressiven ängstlich-agitierte Manifestationen gegenüber den apathisch-gehemmten Zustandsbildern.

Das Vorherrschen des ängstlichen Gepräges erklärt auch die Vielfalt der vegetativen Begleiterscheinungen und funktionellen Organbeschwerden. Oft beobachtet man bei depressiven Neurosen weite Pupillen, trockenen Mund, feinschlägigen Tremor, Schweißausbrüche, dann aber auch Störungen der Herzfunktion und besonders Magen-Darm-Spasmen mit Diarrhoen.

Obwohl die Neurosen vorwiegend umweltbedingt sind, darf man die erbbiologischen Faktoren nicht ganz übersehen. In der Aszendenz der Kranken finden sich gehäuft verschlossene, leicht verletzliche, in sich gekehrte, ichbezogene, zu ängstlichen Reaktionen neigende Persönlichkeiten. Es ist deshalb bei Kranken mit neurotischen Depressionen schwer zu entscheiden, wie weit es sich um Anlage oder Entwicklung handelt. Ererbte Anlage, formende frühkindliche Umwelteinflüsse und spätere Traumen spielen hier wie bei anderen Neurosen im Sinne einer Ergänzungsreihe ineinander.

7. *Erschöpfungsdepressionen*

a) Definition, Nomenklatur

Als Erschöpfungsdepressionen bezeichnen wir traurig-ängstliche oder apathisch-düstere Verstimmungen, die nach langdauerndem, quälendem Affektdruck, schweren, wiederholten Psychotraumen oder immer wiederkehrenden affektiven Nadelstichen auftreten und mit einer Dekompensation des sympathischen Nervensystems einhergehen. Es sind nicht etwa körperlich bedingte Übermüdungszustände, sondern Folgen einer Erschöpfung der emotionellen Lebenskraft, der affektiven Seite der Persönlichkeit. Die Erschöpfungsdepressionen gehören nach der Einteilung von BINDER zu den einfachen seelischen Fehlentwicklungen. Andere Autoren wie DICHGANS, LEMKE und HEMPEL bezeichneten ähnliche depressive Zustandsbilder, um die starke Beteiligung des vegetativen Systems hervorzuheben, als vegetative Depressionen. In neuerer Zeit wurden diese abnormen seelischen Entwicklungen auch als vegetative Erschöpfungszustände beschrieben. Verschiedene Depressionsforscher wie BÜRGER-PRINZ, RUFFIN, WEITBRECHT, W. SCHULTE, H. HAEFNER u. a. stellten ebenfalls fest, daß depressive Manifestationen auftreten können, die sich nicht unter die reaktiven Depressionen eingliedern lassen, jedoch auch nicht zu den endogenen Depressionen gehören. Sie sprachen deshalb von Entwurzelungsdepressionen, endoreaktiven Dysthymien, Entlastungsdepressionen, existentiellen Depressionen und versuchten dadurch, die Sonderstellung solcher depressiven Manifestationen hervorzuheben.

b) Heredität, Körperhabitus, Charakterdisposition

Im Gegensatz zu den endogen Depressiven sind in der Heredität der Erschöpfungsdepressiven keine manisch-depressiven Psychosen nachweisbar. Prämorbid sind es nicht pyknisch-syntone Zyklothyme (KRETSCHMER), sondern vorherrschend leptosome bis asthenische, sensitive, entäußerungsschwache, übergewissenhafte, ehrgeizige Persönlichkeiten, die eine Häufung entsprechender Charaktere in der Aszendenz aufweisen. Die charakterliche Basis, die Frustrierungen, welche zu neurotischen Fehlentwicklungen führen, die affektiven Spannungen, die das depressive Zustandsbild auslösen, sind bei den weiblichen und männlichen Kranken meist verschieden, so daß sie für jedes Geschlecht gesondert dargestellt werden müssen. Auch treten Erschöpfungsdepressionen bei Frauen mit 82% viel häufiger auf als bei Männern. Eine erhöhte Krankheitsdisposition besteht zwischen dem 25. und 45. Altersjahr. Bei beiden Geschlechtern läßt sich jedoch anamnestisch eine jahrelange, zermürbende, unter Einsatz aller psychischen Funktionen erfolgende, weitgehend bewußte Auseinandersetzung mit den durch die widrige Umweltssituation bedingten affektiven Reizen nachweisen. Die psychische Umgestaltung bleibt im Gegensatz zu den vorwiegend durch unbewußte Konfliktverdrängungen bedingten depressiven Neurosen in allseitigem eindeutigem Zusammenhang mit der übrigen Persönlichkeit und ist deshalb ableitbar, verständlich und einfühlbar.

c) Pathogenetische Faktoren, Verlauf

Bei den *weiblichen Kranken* herrschen, anlage- oder neurotisch bedingt, charakterlich sensitive, schwernehmende, häufig etwas infantile, selbstunsichere, entäußerungsschwache leptosome Persönlichkeiten vor. Infolge ihrer Sensitivität haben sie Angst, seelisch verletzt zu werden und sind deshalb oft schüchtern und gehemmt. Sie fühlen sich von ihrer Umwelt unverstanden, verschließen sich immer mehr und vereinsamen zunehmend. Isolierung und Einsamkeit führen besonders bei sensitiven Persönlichkeiten zu Angst, Unsicherheit und allmählich zu Resignation und Mißtrauen. Auf diesem anlagemäßig oder neurotisch vorbereiteten charakterlichen Terrain werden nun durch fortwährende, affektiv belastende Traumatisierungen die Erschöpfungsdepressionen ausgelöst. Bei den Frauen stehen folgende affektive Dauerbelastungen im Vordergrund:

aa) Langdauernde affektive Spannungen, die durch unbefriedigtes Liebes-, Sexual- und Geltungsstreben bedingt sind; Mangel an Liebe, Zärtlichkeit, Anerkennung, sexueller Erfüllung, anhaltende eheliche Zerwürfnisse, Untreue und Alkoholismus des Ehepartners.

bb) Emotionelle Überforderung infolge affektiver Doppelbelastung durch Haushalt, Kindererziehung, unbefriedigende Werktätigkeit, wobei häufig finanzielle Sorgen hinzukommen. Der Zwang, eine Arbeit gegen innere Widerstände in spannungsgeladenem Arbeitsmilieu leisten zu müssen, scheint ein besonders stark pathogenes Moment zu sein.

cc) Vereinsamung, Isolierung und Entwurzelung, besonders bei ledigen Frauen, die aus der Geborgenheit ihrer Familie auf dem Lande allein in die „anonyme Masse" des städtischen Milieus übersiedelten, keinen mitmenschlichen Kontakt finden und deshalb auch keine Aussprachemöglichkeiten haben.

Bei den meisten Kranken können in der Regel mehrere der oben angegebenen pathogenetischen Faktoren nachgewiesen werden.

Bei den *männlichen Kranken* mit Erschöpfungsdepressionen sind charakterlich übergewissenhafte, überverantwortungsbewußte, ehrgeizige, ichbezogene Persönlichkeiten mit Neigung zu Perfektionismus vermehrt vertreten. Infolge ihrer Tüchtigkeit und ihres Ehrgeizes befinden sich viele dieser Männer in Vorgesetztenstellung. Es sind Menschen, die auf Grund ihrer Strebsamkeit und Pflichtentreue mehr als üblich die Tendenz haben, alles selbst zu erledigen und in einem außergewöhnlichen Maße dazu neigen, jede sich ihnen zeigende Schwierigkeit unter Einsatz aller psychischen und physischen Kräfte selbst zu meistern. Sie stellen dauernd zu hohe Ansprüche an sich und müssen sich ihre Tüchtigkeit immer wieder selbst beweisen; dabei lassen sie sich auch immer neue Aufgaben und Pflichten aufladen. Allmählich übersteigen die Aufgaben ihr Leistungsvermögen, und sie geraten in eine zunehmende affektive Spannung. Unerledigte Arbeiten häufen sich an, die Betreffenden stürzen sich mehr und mehr in die berufliche Tätigkeit und finden so weder Zeit noch Ruhe zur Entspannung.

Im Gegensatz zu den weiblichen Kranken stehen bei den Männern also berufliche Konflikte, Ehrgeiz und Rivalitätsprobleme als pathogenetische Faktoren im Vordergrund:

aa) Ungenügende Anerkennung infolge beruflichen Versagens, Übergangenwerdens bei Beförderungen oder Lohnerhöhungen oder affektive Überforderung durch die mit dem Vorgesetztenposten verbundenen Verpflichtungen, meist infolge zu früher Beförderung. Die eigentliche Ursache der emotionalen Überbelastung ist also die Angst, d. h. entweder die Angst vor dem Versagen im Beruf, die Konkurrenzangst oder die Existenzangst schlechthin.

bb) Besonders intensive zentralnervöse Belastungen resultieren aus folgenden Situationen: Bewältigung dauernd wechselnder Aufgaben unter dem Druck von Zeitnot mit folgenschweren, verantwortungsvollen Entscheidungen, ständiges Unterbrochenwerden bei intellektueller Arbeit durch Zwischenfragen und diskontinuierlichen Lärm, Zunahme der emotionellen Spannungen infolge nicht rechtzeitig erledigter Aufgaben, besonders in lärmigem, gehetztem Arbeitsmilieu.

cc) Zusätzliche Spannungen infolge ehelicher Zerwürfnisse, unbefriedigter Sexualität, Liebeskonflikten und finanzieller Sorgen beschleunigen auch bei den Männern den Ausbruch der Erschöpfungsdepressionen.

Es sind also weniger die quantitativen Arbeitsbelastungen als die widrigen Umweltreize und die affektiven Spannungen, die pathogen wirken. Deshalb ist es wohl kaum erstaunlich, daß die Erschöpfungsdepressionen vorwiegend bei leitenden Persönlichkeiten, Politikern, Rechtsanwälten, Ärzten, Unternehmern und Journalisten beobachtet werden. Das Fehlen der Arbeiter in unserem Krankengut deutet darauf hin, daß körperliche Arbeit und geregelte Arbeitszeit geradezu einen Schutz gegen nervöse Erschöpfungszustände darstellen. Betrachten wir die Vorgeschichte dieser affektiv Überbelasteten, so können wir feststellen, daß das vegetative Nervensystem recht widerstandsfähig ist, dauert es in der Regel doch, sogar bei den erwähnten Belastungsmomenten, 7—15 Jahre, bis deutliche depressive Störungen nachweisbar sind. Nur ganz allmählich zeichnen sich mehr oder weniger deutlich folgende psychopathologische Phänomene ab:

1. Neurasthenisches Prodromalstadium

Die langdauernden affektiven Spannungen führen zu Überempfindlichkeit, Reizbarkeit und schneller Ermüdbarkeit. Nimmt der emotionelle Druck zu, treten zusätzlich Einschlafstörungen und zerhackter Schlaf auf. Die Schlafstörungen sind nicht nur ein Symptom; sie stellen vielmehr zusätzliche pathogene Faktoren dar. Sie führen allmählich zu einem Schlafdefizit, das nicht nur die Reizbarkeit und Überempfindlichkeit intensiviert, sondern Konzentrationsschwäche, gesteigerte Ermüdbarkeit und Leistungsrückgang bedingt. Die Sensibilität der Kranken, die allmählich bei immer geringfügigeren Umweltsreizen in Erscheinung tritt, macht sich besonders gegenüber den affektiv Nächststehenden in einer Neigung zu inadäquaten Affektausbrüchen bemerkbar. In der Regel realisieren sie aber selbst ihre Überempfindlichkeit und Explosivität nicht und glauben, die Ursachen dazu in der Umwelt suchen zu müssen. Die zunehmende affektive und nervöse Überreizung führt zu einem Circulus vitiosus: Da es am Arbeitsort und innerhalb der Familie immer häufiger zu Auseinandersetzungen kommt, steigert sich der emotionale Druck immer mehr, was wiederum zu vermehrten Spannungen mit der Umwelt führt. Die Abnahme der Leistungsfähigkeit löst oft eine so starke ängstliche Versagenseinstellung aus, daß die Betroffenen glauben, die Situation nicht mehr meistern zu können. Es treten plötzliche Selbstvernichtungsimpulse auf, die zu unerwarteten Suizidversuchen führen können. Dieses hyperästhetisch-asthenische oder neurasthenische Prodromalstadium dauert oft jahrelang an und schlägt dann meist plötzlich, durch Irradiation der emotionalen Spannungen auf die somatische Sphäre, nach geringfügigen zusätzlichen psychischen Belastungen in das sog. psychosomatische Stadium um.

2. *Psychosomatisches Stadium*

Dieses Stadium ist gekennzeichnet durch vielfältige vegetative Störungen und funktionelle Organbeschwerden oft wechselnder Art,

Somatische Symptome bei affektiven Dauerbelastungen

A. *Allgemeinsymptome*
Müdigkeit, Hyper- und Hypästhesie, Pruritus, Tremor, Zittrigkeit, innere Unruhe, Schwitzen und Frieren, Impotenz, Frigidität, Pollakisurie.
Schlafstörungen: Einschlafstörungen, oberflächlicher, zerhackter Schlaf.

B. *Abdominelles Syndrom*
Appetitmangel bis Anorexie, selten Appetitsteigerung, Nausea, Globus-, Würg- und Trockenheitsgefühl im Hals, Erbrechen, Sodbrennen, epigastrischer Druckschmerz, Magen-Darm-Spasmen, Meteorismus, Obstipation evtl. mit Diarrhoe alternierend, Tenesmen.

C. *Kreislauf-Lungen-Syndrom*
Druck und Stechen in der Herzgegend, Praekordialangst, pseudopectanginöse Schmerzen, Tachykardie, Extrasystolie, Kollapsneigung, Schwindel.
Druck- und Engegefühl auf der Brust, Atemkorsett, Dyspnoe, Lufthunger.

D. *Schmerzsyndrom*
Kopfschmerz, insbesondere über den Augen, Stirndruck, Nacken- und Hinterkopfschmerz, „Helmgefühl", anfallsweise Kopfschmerzen.
Schmerzen in der gesamten Muskulatur, in den Extremitäten, Cervical-Schulterschmerzen, Kreuzschmerzen.
Pelipathie, Dysmenorrhoe.

E. *Stoffwechsel- und endokrine Syndrome*
Störungen des Wasserhaushaltes, Hypoglykämie, häufig Gewichtsabnahme, seltener Zunahme, Menstruationsstörungen.

Tab. 3: *Somatische Symptome bei affektiven Dauerbelastungen*

welche die Kranken zu vermehrter Selbstbeobachtung verleiten und hypochondrischen Befürchtungen Tür und Tor öffnen. Die Patienten gehen wegen ihrer somatischen Störungen häufig von einem Arzt zum andern, klagen fast ausschließlich über Organbeschwerden und verleiten dadurch ihre Untersucher zu Fehldiagnosen. Besonders häufig bringen die Kranken psychosomatische Störungen vor (Tab. 3).

Die einzigen Symptome, in denen sich die Psychogenese der Organbeschwerden und Schmerzzustände widerspiegelt, sind die ängstlich-gespannte Mimik und die vielfältigen hypochondrischen Befürchtungen. Es ist bis heute noch nicht geklärt, ob diese funktionellen Organbeschwerden nach jahrzehntelangem Bestehen zu eigentlichen *psychosomatischen Krankheiten* führen können. Neue amerikanische statistische Untersuchungen haben aber ergeben, daß das durchschnittliche Sterbealter für leitende Persönlichkeiten um 10 Jahre niedriger liegt als bei den übrigen Berufsklassen. Die Übersterblichkeit erreicht ihr Maximum zwischen dem 53. und 60. Altersjahr und betrifft vor allem praktische Ärzte und leitende Persönlichkeiten in Handel, Unternehmen und Politik sowie selbständige Juristen und Journalisten. Als Todesursachen stehen Herz- und Gefäßkrankheiten, Magen-Darm-Ulzera und Diabetes im Vordergrund.

Ein Teil der Kranken versucht, die Organbeschwerden und die ängstliche Spannung durch alkoholische Berauschung oder medikamentöse Betäubung mit Schmerz-, Schlafmitteln und Tranquilizern zu bekämpfen. Da aber weder Alkohol noch Pharmaka die eigentlichen Ursachen beseitigen, kommt es leicht zur Gewöhnung mit Dosissteigerung und zur Gefahr der Toxikomanie. Auch dieses psychosomatische Stadium dauert oft jahrelang und schlägt nach zusätzlichen Psychotraumen oder geringfügigen körperlichen Belastungen (Infektionskrankheiten, operative Eingriffe, leichte Schädeltraumen, Geburten, Aborte) häufig in das dritte, das eigentliche depressive Stadium um. Aber auch durch plötzliche *emotionelle Entspannung*, z. B. Beförderung nach jahrelangem Konkurrenzkampf, Bestehen eines Examens nach langdauernden Vorbereitungen, Prozeßgewinn nach aufreibenden, langatmigen Verfahren, Entlassung aus Kriegsgefangenschaft oder Konzentrationslager (sog. „Entlastungsdepression") kann dieses dritte Stadium ausgelöst werden.

3. Eigentliche Erschöpfungsdepression

Im Symptomenbild dominieren ängstlich-depressive Züge, verbunden mit innerer Unruhe, Entschlußunfähigkeit und Konzentrationsschwäche. Nur bei 20% der Kranken ließ sich ein apathisch-depressives Zustandsbild mit entsprechender Hemmung der zentrifugalen psychischen Funktionen nachweisen. Die Gedanken engen sich dabei immer mehr auf diejenigen Themen ein, welche die affektiven Spannungen bedingten. Die Kranken klagen über Versagens- und Insuffizienzgefühle in bezug auf ihre berufliche Tüchtigkeit und äußern Krankheitsbefürchtungen, die durch die vegetativen Organbeschwerden genährt werden. Sie leiden an hartnäckigen Ein- und Durchschlafstörungen und oft an übertriebener Lärm- und Schmerzempfindlichkeit. Dauert der affektive Druck weiter an, erhält er allmählich eine Tiefenwirkung bis in die Vitalschicht hinein. Die vitale Schicht ist nach STAEHELIN und K. SCHNEIDER die Welt der elementaren körperhaften Gefühle (Lust, Wohlbehagen, Frische), der Triebe und Antriebe sowie des Tatendranges und der Widerstandskraft. Mit dem Schwinden des „élan vital" geht eine Schwächung der Willensimpulse und der Entschlußkraft, aber auch eine psychomotorische Hemmung und eine Abnahme der Sexualität einher. Es kommt also zu einer *sekundären Vitalisierung* des depressiven Zustandbildes (siehe S. 30). Das vitale Gepräge ist demnach *kein* diagnostisches Charakteristikum für die endogene Entstehung einer Depression.

d) Vegetative Befunde

Da bei den Erschöpfungsdepressionen vegetative Regulationsstörungen im Vordergrund stehen, wurden bei allen Kranken eine gezielte vegetative Anamnese aufgenommen und vegetative Tests durchgeführt. Es zeigte sich, daß vornehmlich das *sympathischergotrope-adrenergische System* von diesen Störungen betroffen ist. Dabei wurden folgende, nach HAUSER für dieses straff zentralisierte System am besten geeignete Tests angewandt: Die akrale Wiedererwärmung, der Cold-pressor-Test und die Kreislaufbelastung nach Schellong I (Orthostaseversuch). Da die einzelnen Tests verschiedenartige Funktionen erfassen, wurde die vegetative Diagnose aus dem Überblick über die Gesamtheit der drei Tests gestellt. Die Untersuchungen erfolgten in der vegetativen Teststation unserer Klinik, wobei die Testergebnisse auf Grund eines Erfahrungsgutes von über tausend vegetativ getesteten Frauen (HAUSER) ausgewertet werden konnten. Fast alle Kranken wiesen vor der Behandlung pathologische Reaktionen des vegetativen Systems auf. Bei jenen, die sich im neurasthenischen Prodromalstadium und im psychosomatischen Stadium befinden, überwiegen Zeichen sympathischer Überfunktion, wechselnd mit Dekompensation. Werden die Kranken depressiv, kann in der Regel eine Erschöpfung oder weitgehende Dekompensation des sympathischen Nervensystems ermittelt werden. Am häufigsten finden sich deutliche Dekompensationszeichen im Wiedererwärmungstest.

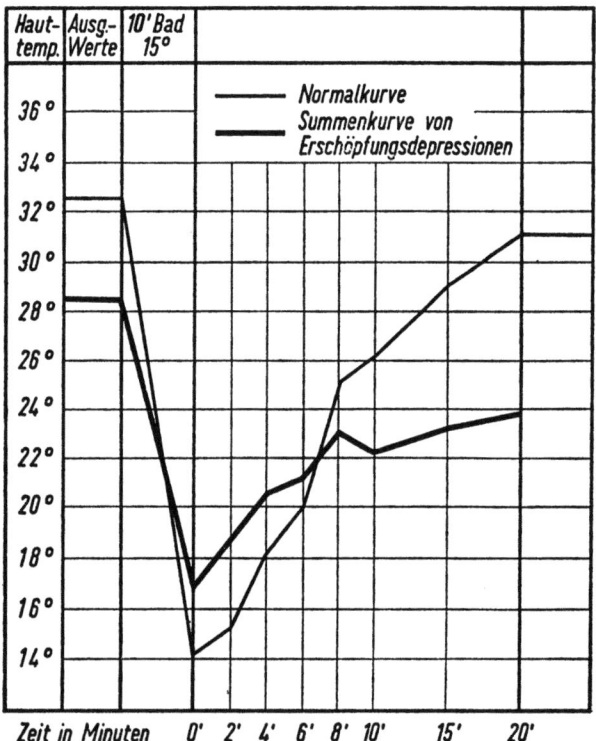

Abb. 6: Summenkurve des Wiedererwärmungstests.

Die Messung der *akralen Wiedererwärmung* ist eine empfindliche Methode für die Prüfung der Hautdurchblutung und damit der vegetativen Regulation, obwohl diese Wiedererwärmung ein Summenprodukt von neuralen und humoralen Faktoren darstellt. Die erniedrigten Ausgangswerte unter 32 Grad und die wesentlich verzögerte

Wiedererwärmung sind Zeichen für eine vegetative Dekompensation.
Analoge Untersuchungsergebnisse wurden mit den beiden anderen Tests, Cold-pressor-Test und Kreislaufbelastung (Schellong I), erzielt.

Untersuchungen über die *Salivation* bei Erschöpfungsdepressiven, die LOEW an unserer Klinik durchführte, ergaben, daß während der depressiven Phase die Speichelmenge deutlich vermindert ist. Es sind also bei den Erschöpfungsdepressionen vielfältige vegetative Funktionen gestört.

Längsschnittuntersuchungen mit vegetativen Tests zeigten, daß die *Normalisierung* der sympathischen Regulation der Aufhellung der Depression deutlich nachhinkt. Das Verschwinden der depressiven Symptomatik läßt also keinen Rückschluß auf das Abklingen der vegetativen Dysfunktion zu. Solange die vegetative Regulationslage nicht normalisiert ist, besteht eine erhöhe Rückfallgefahr. Diese Untersuchungsergebnisse sind wichtig, da das depressive Syndrom unter der Therapie oft schon nach 2—4 Wochen verschwindet, während die vegetativen Dysregulationen häufig noch über Wochen länger nachweisbar sind. Um Rückfälle zu verhüten, sollte deshalb die Therapie, nachdem die depressive Symptomatik gewichen ist, noch mindestens einige Wochen weitergeführt werden.

Wir möchten nochmals betonen, daß die Erschöpfungsdepressionen nicht etwa Folgezustände einer intellektuellen oder körperlichen Übermüdung sind, sondern langangebahnte Dekompensationen der affektiven Seite der Persönlichkeit darstellen.

8. Psychoreaktive Depressionen
Depressive Erlebnisreaktionen

a) Definition, Abgrenzung

Als psychoreaktive Depressionen bezeichnen wir traurige oder ängstliche Verstimmungszustände, die sich an ein umweltbedingtes, psychisch schmerzliches Ereignis unmittelbar anschließen, nicht sehr lange (nicht länger als Wochen) anhalten und deren Inhalte im wesentlichen um das auslösende emotionelle Erlebnis zentriert bleiben. Von der normalpsychischen Trauer bis zur schweren depressiven Erlebnisreaktion bestehen fließende Übergänge. Man bezeichnet deshalb nur diejenigen affektiven Gleichgewichtsstörungen als reaktive Depressionen, die sich an Intensität oder Dauer oder in beiderlei Hinsicht zu den quälenden auslösenden Erlebnissen inadäquat verhalten.

Reaktion bedeutet, wie WEITBRECHT zu Recht betont, natürlich nicht einen automatischen seelischen Reflex, sondern eine vielfältige, komplizierte, das ganze lebensgeschichtliche Gewordensein und die aktuelle Lebenssituation umschließende Reaktionsweise einer Persönlichkeit. Die psychoreaktiven Depressionen sind die häufigsten abnormen Persönlichkeitsreaktionen. Sie sind meist vielschichtig determiniert, d. h. oft präformiert durch gewisse Dauerbelastungen, die bis zum auslösenden Psychotrauma noch kompensiert werden. Die gesamte Persönlichkeit, insbesondere die höhere Persönlichkeit, ist am Zustandekommen der Reaktion beteiligt. In einem inneren Kampf stemmen sich die Betroffenen intensiv und bewußt gegen die quälenden Umweltsreize und versuchen, diese zu verarbeiten.

b) Konstitution, Grundcharakter

KRETSCHMER, WESTPHAL, MAUZ und andere betonten wiederholt die hohe Affinität der manisch-depressiven Psychosen zum pyknischen Körperbau Vergleicht man die Kranken mit reaktiven Depressionen zunächst rein nach ihrem Körperhabitus mit endogen Depressiven, so zeigt sich, daß bei ihnen, im Gegensatz zu den Patienten des manisch-depressiven Formenkreises, der leptosome bis asthenische Körperhabitus (48% zu 23%) deutlich vorherrscht (PETRILOWITSCH). Entsprechend dieser unterschiedlichen Verteilung der Kranken in bezug auf die körperliche Konstitution sehen wir denn auch ein Vorherrschen anderer Charakterstrukturen. Es überwiegen sensitive, selbstunsichere, entäußerungsschwache, übergewissenhafte, vorwiegend passive Persönlichkeiten, die von Jugend auf eine überdurchschnittliche Empfänglichkeit für die Sorgen und Schwierigkeiten des Lebens zeigen und alle Unannehmlichkeiten besonders stark empfinden. Größtenteils handelt es sich um Individuen, die ihre Schwierigkeiten weitgehend intrapsychisch zu verarbeiten versuchen, d. h. sie haben die Tendenz, Erlebnisse, die auf Grund ihrer Affektbesetzung zu einer Aktion drängen, eher durch passives Dulden zu bewältigen.

c) Altersverteilung, durchschnittliche Dauer

Kranke mit reaktiven Depressionen kommen heute häufiger als früher in ärztliche Behandlung, namentlich nach mißglückten Selbstmordversuchen. Sie fühlen sich in der Regel nicht krank, sondern sehen die Ursache ihrer Verzweiflung in ihrem Schicksal und nicht in sich selbst.

Die größte Disposition zu psychoreaktiven Depressionen besteht bei Männern wie bei Frauen zwischen dem 16. und 30. Altersjahr,

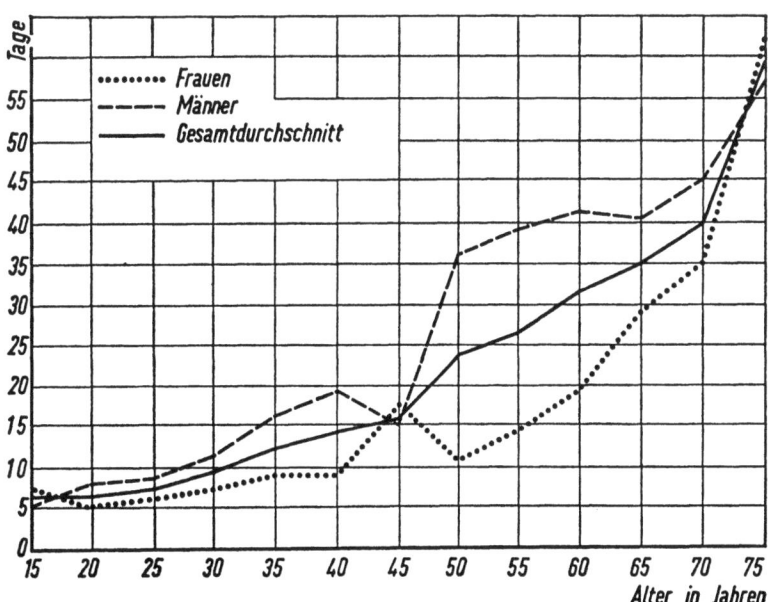

Abb. 7: Durchschnittliche Dauer der psychoreaktiven Depressionen.

ein zweiter Gipfel folgt bei den Frauen zwischen dem 35. und 45. (Präklimakterium), ein flacherer Anstieg bei den Männern zwischen dem 51. und 60. Altersjahr (Präinvolution). Vergleichende Untersuchungen bei endogenen Depressionen haben ergeben, daß die Zeiten vermehrter Bereitschaft zu Ersterkrankungen weitgehend übereinstimmen.

Über die *Dauer* der reaktiven Depressionen findet man in der Literatur nur unbestimmte Hinweise.

Abbildung 7 zeigt, daß die durchschnittliche Dauer der psychoreaktiven Depressionen bis zum 45. Altersjahr zwischen 2 und 3 Wochen liegt. Nach dem 45. Lebensjahr nimmt die Dauer mit fortschreitendem Alter zu, wobei diese traurigen Verstimmungen bei den Männern deutlich hartnäckiger sind und länger anhalten als bei den Frauen. Einfache, primitive Charaktere und Jugendliche neigen zu kurzdauernden, trotzig-aggressiv gefärbten, nach außen gerichteten depressiven Reaktionen, während alte, differenzierte und reife Menschen zu protrahierten, stilleren, gehemmten Reaktionsweisen tendieren.

d) Auslösende Psychotraumen

Die Abklärung der erschütternden Ereignisse, welche die depressiven Verstimmungen auslösen, ergab in bezug auf das Geschlecht wesentliche Unterschiede. Es ließ sich zunächst nachweisen, daß ein einfach strukturiertes Erlebnis das psychische Gleichgewicht in der Regel nicht zu erschüttern vermag, sondern daß ein entsprechendes Erlebnis fast immer mehrschichtig aufgebaut ist. Ein Schicksalsschlag löst wohl das depressive Zustandsbild aus, aber die Intensität und die Dauer desselben sind häufig von der schon vorher bestehenden Lebenssituation abhängig. Man sieht im Strukturaufbau alle erdenklichen Abstufungen, die es verständlich machen, daß auf dieselben erschütternden Erlebnisse verschiedenste depressive Antworten erfolgen können, auch wenn man von der prämorbiden Charakterstruktur und der individuellen Reaktionsweise absieht. Bei den weiblichen Kranken herrschen Liebesenttäuschungen, eheliche Zerwürfnisse, verbunden mit Vereinsamung und Isolierung, deutlich vor. Bei den Männern stehen berufliche Mißerfolge, finanzielle Einbußen, unbefriedigende Arbeitssituation und familiäre Schwierigkeiten im Vordergrund.

Es ließ sich also nachweisen, daß psychoreaktive Depressionen in der Regel nicht durch ein einziges Motiv bedingt sind, sondern durch vielfältige, komplizierte Motivbündel, die in enger Beziehung zur Persönlichkeitsstruktur stehen. Man darf sich deshalb nie mit der Klärung der auslösenden Erlebnisse allein zufrieden geben, sonst wird man bei der Behandlung und besonders bei der Beurteilung der Selbstgefährlichkeit eventuell entscheidende Faktoren übersehen.

e) Reaktionsweisen, Symptomatik, Verlauf

Bei den psychoreaktiven Depressionen lassen sich zwei Reaktionsweisen, die *apathisch-gehemmte* und die *ängstlich-aggressive*, unterscheiden. Je nach Charakterstruktur, Differenziertheit, Alter, Intensität des erschütternden Erlebnisses und Milieukonstellation erfolgt die eine oder die andere Antwort. Am häufigsten beobachtet man die beiden Reaktionsformen in verschiedenen Kombinationen.

1. Apathisch-gehemmte Reaktionsweise

Nach dem Psychotrauma tritt eine Erstarrung ein, die im Sinne der Leistungsphysiologie von W. R. HESS einer Umschaltung aller Lebensvorgänge auf Inaktivität nach außen entspricht, eine Verhaltensweise, wie sie beim Tier in Form des Totstell- und Duckreflexes bei übermächtigen, unüberwindlichen Gefahren beschrieben worden ist. Im Gegensatz zu dieser Umschaltung auf Inaktivität nach außen steht oft eine schwere innere Spannung, die sich in deutlichen Reizerscheinungen des vegetativen Nervensystems äußert. Nach SELYE könnte diese primäre psychophysische Abwehrreaktion als Alarmsyndrom aufgefaßt werden. Diese Reaktion dauert Stunden bis Tage und geht dann in ein Stadium über, in dem die Kranken, wie es M. BLEULER anschaulich beschrieben hat, niedergeschlagen, hilflos, apathisch sind und einen verlorenen Eindruck machen. Die schmerzende Vorstellung des Unglücks tritt in den Hintergrund, aber der vom Unglück Betroffene findet sich innerlich leer, hat seine früheren Interessen verloren, nichts mehr kann ihn freuen und fesseln. Allmählich erst kommt es dann wieder zu einer Zuwendung zum Leben und zur Umwelt (s. unten).

2. Ängstlich-aggressive Reaktionsweise

Diese findet sich mehr bei einfacheren Individuen. Unmittelbar auf das quälende Erlebnis kommt es zu einem Verzweiflungsausbruch. An Stelle der Erstarrung treten Bewegungsdrang, Unruhe, Abwehr, trotziges Weinen, ungestümes Aufbäumen gegen das Schicksal. Dieser Affekt- und Bewegungssturm, der eine Primitivreaktion darstellt, geht dann in ein Zwischenstadium über, in dem die quälende Vorstellung allmählich in den Hintergrund tritt, aber immer wieder in inadäquaten Affektausbrüchen die Auflehnung gegen das Schicksal erneut hervorbricht, besonders wenn irgend etwas an das erschütternde Erlebnis erinnert.

Das Stadium der Besserung und Genesung sieht bei beiden Reaktionsweisen ähnlich aus, indem sich die Kranken langsam wieder dem Leben zuwenden und sich darauf vorbereiten, ihren Weg weiter zu gehen oder neue Ausgangspositionen zu suchen. Die psychische Erschütterung bewirkt bei vielen eine Weiterentwicklung im Sinne der Reifung, der Korrektur bisheriger Haltungen, der Verinnerlichung, auch der Zuwendung zum Religiösen, zu künstlerischen und sozialen Aufgaben. Es kann aber auch zu *Fehlentwicklungen kommen*: Absonderung, Hegen von Rachegedanken gegen die Umwelt, Flucht in eine Trotzehe (besonders bei Liebesenttäuschungen), in irgendeinen Beruf usw. Gelegentlich ist nach dem quälenden Erlebnis ein oberflächliches Ausleben der Triebe zu beobachten oder ein Ausweichen vor der Realität in alkoholische oder medikamentöse Betäubung. Insbesondere bei introvertierten, entäußerungsschwachen Persönlichkeiten kann das Psychotrauma zum Teil der Verdrängung anheimfallen. Der unbewältigte seelische Schmerz führt dann aus dem Unbewußten heraus zu neurotischen Symptombildungen verschiedenster Art.

Bei Kranken mit apathisch-depressiver Reaktionsweise beobachtet man in etwa 12% der Fälle einen *protrahierten Verlauf*. Das auslösende Ereignis und die durch dieses geschaffene Umweltsituation beherrschen das Bewußtsein ungewöhnlich lange und führen zu langdauernden, flach-depressiven Zustandsbildern, so daß die Differentialdiagnose zu einer neurotischen Depression oder einer Erschöpfungsdepression schwierig werden kann. Die depressive Symptomatik zeigt nur geringe Schwankungen. Gelegentlich ist sie am Abend etwas stärker ausgeprägt als am Morgen (also umgekehrt wie bei der endogenen Depression). So entsteht allmählich eine vitale Traurigkeit mit Hemmung der körperlichen Gefühle, der Triebe und Antriebe, des Tatendranges und der Widerstandskraft mit entsprechender innerer Leere und Entschlußerschwerung. Diese protrahiert verlaufenden, auf die Vitalsphäre übergreifenden reaktiven Depressionen können, wenn die Kranken sich selbst überlassen bleiben, über viele Monate andauern. Solche „vitalisierten" depressiven Reaktionen zeigen einmal mehr, daß vitale Färbung nicht für das Vorliegen einer endogenen Depression sprechen muß.

f) Vegetative Störungen

Die psychoreaktiven Depressionen lösen fast regelmäßig vegetative Begleiterscheinungen und funktionelle Organbeschwerden aus. Nach SELYE wären die körperlichen Begleiterscheinungen als Adaptationskrankheit aufzufassen und auf zu starke, zu schwache oder unangepaßte Hormonausschüttung der Hypophyse und der Nebennierenrinde zurückzuführen. Leider stehen uns aber bis heute keine entsprechenden endokrinologischen Befunde zur Verfügung, die diese aus Tierversuchen gewonnene Hypothese beim Menschen bestätigen würden. Die Resultate der Hormonuntersuchungen sind so vieldeutig und liegen zudem so häufig innerhalb der Fehlerstreubreite der Methodik, daß aus ihnen bis heute keine endgültigen Schlüsse gezogen werden dürfen. Da die Kranken vorwiegend dem leptosomen bis asthenischen Körperhabitus angehören, treten meist schon von Anfang an starke vegetative Dysfunktionen auf. Im Vordergrund stehen dabei Anorexie, Übelkeit, Erbrechen, Störungen der Verdauung, des Kreislaufes, hartnäckige Kopfschmerzen und Schwindelerscheinungen sowie quälende Einschlaf- und Durchschlafstörungen.

Bei den prolongierten reaktiven Depressionen kann man parallel zu der allmählichen Vitalisierung der ursprünglich erlebnisreaktiven Depression beobachten, daß sich die körperlichen Begleiterscheinungen immer mehr denjenigen einer endogenen Depression annähern. Demgegenüber bleibt bei ihnen jedoch die eigentliche depressive Thematik mit den erlebten Erschütterungen und Verlusten als Inhalt bestehen, während sich bei den psychoreaktiv ausgelösten endogenen Depressionen zu den reaktiven depressiven Themen bald eigentliche depressive Wahnideen gesellen.

B. Phänomenologische Diagnostik

Die Indikationsstellung für die Therapie darf sich nicht nur auf die nosologische Diagnose beschränken. Im Sinne einer Doppelregistrierung müssen auch gleichzeitig die phänomenologischen Aspekte berücksichtigt werden. Die *nosologische Zuordnung* ist vorwiegend für die Abgrenzung der organischen und symptomatischen von den endogenen und psychogenen Depressionen wichtig, außerdem auch wegleitend für die Psychotherapie und die Prognose. Aus den *phäno-*

menologischen Aspekten lassen sich die Kriterien für die anzuwendenden Antidepressiva ableiten, da die verschiedenen Pharmaka primär verschiedene Symptome des depressiven Syndroms (traurige Verstimmung, psychomotorische Hemmung oder ängstliche Agitation) unterschiedlich beeinflussen und wir zudem über deren tatsächlichen Wirkungsmechanismus nichts wissen. Phänomenologie und Symptomatik sind auch bei pathogenetisch völlig differenten Depressionszuständen oft sehr ähnlich. So wurde vitale Traurigkeit (Hemmung der elementaren Körpergefühle, der Antriebe und Triebe) lange Zeit als ein für endogene Depressionen spezifisches Phänomen erachtet, bis sich zeigte, daß auch bei psychoreaktiven Depressionen und Erschöpfungsdepressionen eine sekundäre Vitalisierung beobachtet werden kann. Auch Apathie, Agitiertheit, Hypochondrie, Neurasthenie, phobische und Zwangsphänomene sowie vegetative Begleiterscheinungen und funktionelle Organbeschwerden verschiedenster Art sind unspezifische Symptome.

Syndromdiagnose

1. gehemmt-apathisch-depressives Syndrom
2. agitiert-ängstlich depressives Syndrom
3. gehemmt-ängstlich-depressives Syndrom
4. hypochondrisches Syndrom
5. neurasthenisches (hyperaesthetisch-asthenisches), vegetativ-dystones Syndrom
6. phobisch-anankastisch-depressives Syndrom
7. paranoid-zerfahren-depressives Syndrom

Tab. 4: Syndromdiagnose

Bei der phänomenologischen Diagnose ist die Abgrenzung der gehemmt-apathisch-depressiven von den agitiert-ängstlich-depressiven Zustandsbildern von besonderer praktischer Wichtigkeit. Aber auch die Färbung des depressiven Zustandsbildes muß bei der pharmakotherapeutischen Indikationsstellung berücksichtigt werden, da diese je nach hypochondrischem, neurasthenischem, paranoidem oder anankastischem Gepräge verschieden ist. Für den Erfolg der Therapie ist es vor allem entscheidend, daß die schizophrenen Symptome erkannt werden. Man muß deshalb besonders intensiv nach schizophrenen Begleitphänomenen, auch in der Anamnese, fahnden, denn die depressiven schizophrenen Psychosen, insbesondere die paranoiden Schizophrenien, exazerbieren häufig auf die alleinige Behandlung mit Antidepressiva hin.

Tabelle 4 gibt einen Überblick über die verschiedenen phänomenologischen Syndrome, welche zum Teil eine unterschiedliche therapeutische Indikationsstellung bedingen.

FREYHAN und FAZIO haben zu Recht betont, daß die Voraussetzung für eine erfolgversprechende Behandlung die diagnostische Erfassung der depressiven Zustandsbilder sowohl von der nosologischen wie von der phänomenologischen Seite her ist, im Sinne einer „doppelten Buchführung".

Das präzise Erfassen der phänomenologischen Aspekte ist nicht nur wichtig, um die depressiven Zustandsbilder therapeutisch besser angehen zu können. Die Erforschung des Symptomenbildes ist vielmehr auch deshalb wesentlich, weil es durch sie gelingt, die Depressionen nach Kriterien zu untersuchen, die unabhängig von Schulauffassungen sind. Eine genaue Symptom- bzw. Syndrom-Registrierung vermittelt somit die Möglichkeit, die Resultate verschiedener Untersucher besser vergleichen zu können. Auf unsere Initiative hin wurde deshalb von ANGST, BATTEGAY und PÖLDINGER ein Schema zur statistischen Bearbeitung depressiver Zustandsbilder und des Therapieverlaufs nach nosologischen, vor allem aber auch nach phänomenologischen Gesichtspunkten ausgearbeitet. Dieses Schema gestattet unter anderem, die psychopathologischen Phänomene der depressiven Zustandsbilder in ihrer Häufigkeit und in ihrem Verlauf statistisch auszuwerten. In mehreren schweizerischen psychiatrischen Kliniken wird mit dieser Untersuchungsmethodik gearbeitet, die außerdem den Vorteil hat, daß ein größeres Patientengut unter einheitlichen Gesichtspunkten zur Erfolgsbewertung der Antidepressiva erfaßt werden kann.

IV. Differentialdiagnose der depressiven Zustandsbilder

A. Allgemeine Grundsätze

Diagnose und Differentialdiagnose der Depressionen sind durch Dissimulations- und Rationalisierungstendenzen, durch Überdeckung der depressiven Phänomene mit vielfältigen körperlichen Erscheinungen und durch das Fehlen spezifischer pathognomonischer Symptome erschwert. Zudem sind weder histopathologische noch biochemische, endokrinologische oder vegetative Befunde bekannt, die es gestatten, die verschiedenen Depressionsarten gegeneinander abzugrenzen. Auch kennen wir bis heute keine spezifischen Ursachen für das Syndrom Depression, denn fast jede Belastung oder Schädigung der Psyche oder des Körpers kann zu Depressionszuständen führen. Die nosologische Zuordnung der Depressionen ist deshalb niemals allein an Hand einer kurzen Durchschnittsuntersuchung möglich. Nur eine gründliche internistische, neurologische und psychiatrische Durchuntersuchung und eine vertiefte Anamnese, in der die Heredität, die Entstehung der pathologischen Symptome und der Verlauf zueinander in Beziehung gesetzt werden, erlauben per exklusionem eine nosologische Wahrscheinlichkeitsdiagnose. Diese muß zudem mit Hilfe akzessorischer *Symptome von relativer Spezifität*, d. h. mit Symptomen, die bei den jeweils auf bestimmte Ursachen zurückgehenden Depressionen erfahrungsgemäß gehäuft vorkommen, erhärtet werden.

Im Zuge der psychodynamischen Betrachtungsweise und der Beachtung der Einheit von Körper und Seele wird besonders von einzelnen amerikanischen Autoren die Auffassung vertreten, die die unterschiedliche Beachtung psychischer und somatischer Faktoren und überhaupt die nosologische Diagnosestellung sei überlebt; es genüge die Feststellung des Syndroms „Depression" und die Beschreibung der vorherrschenden Phänomenologie für die Indikationsstellung einer Therapie. Wie gewagt diese Auffassung ist, zeigen die organischen und symptomatischen Depressionen besonders eindrücklich, ist es doch ein eigentlicher Kunstfehler, progressive Paralyse, chronischen Alkoholismus, Herzinsuffizienz, Hirntumoren, Toxikomanien, Schwermetallvergiftungen und Infektionen, in deren Verlauf depressive Zustandsbilder auftreten, mit Antidepressiva allein zu behandeln. Wir müssen uns immer wieder bewußt machen, von welch großer Bedeutung es für das *praktische ärztliche Handeln* sein kann, ob eine Depression Ausdruck einer somatisch faßbaren Veränderung oder aber eines ausschließlich emotionellen Geschehens ist; denn allein diese Abgrenzung ermöglicht eine wirksame Therapie und bewahrt den Patienten vor unverzeihlichen Unterlassungen und Schädigungen. So hat denn auch FREYHAN, der den Begriff der Zielsymptome (target symptoms) in die Pharmakopsychiatrie einführte, schon 1959 vor einseitig orientierter nosologischer oder phänomenologischer Indikationsstellung gewarnt. Voraussetzung für eine gezielte psycho- und pharmakotherapeutische Indikationsstellung ist eine umsichtige und doch klare *Abgrenzung* der nosologisch verschieden bedingten Depressionszustände.

Um Fehlbehandlungen zu verhüten, sind zunächst durch eine *somatische Durchuntersuchung*, die in einzelnen Fällen durch spezielle Prüfungsmethoden wie Liquoruntersuchung, Elektro-, Luft-, Echoenzephalographie und Arteriographie ergänzt werden muß, die organischen und symptomatischen von den endogenen und psychogenen Depressionen abzugrenzen. Der Verdacht auf eine körperlich bedingte Depression stellt uns vor die doppelte Aufgabe, einerseits psychoreaktive und endogene depressive Manifestationen auszuschließen und andererseits die zugrunde liegende körperliche Krankheit nachzuweisen. Ein solches Vorgehen im Sinne einer mehrdimensionalen Diagnostik ist praktisch bei jedem Depressionszustand notwendig.

B. Diagnostische Charakteristika der einzelnen Depressionsarten

1. *Organische Depressionen*

a) Die organisch bedingten traurigen oder ängstlichen Verstimmungen sind psychische Begleiterscheinungen, die sich direkt auf organisch faßbare strukturelle Gehirnschädigungen zurückführen lassen, teilweise reaktiv durch das mehr oder weniger ausgesprochene, aber auch Bewußtwerden des geistigen Abbauprozesses mitbedingt sind. Es können deshalb in der Regel neben dem Depressionszustand hirndiffuse oder hirnlokale *Psychosyndrome*, evtl. auch zentrale *neurologische Symptome* nachgewiesen werden.

b) Die meisten organischen Depressionen sind Folgen seniler Hirnatrophie, Hirnarteriosklerose oder diffuser Hirnschädigung wie zum Beispiel nach einem Schädeltrauma. Es lassen sich deshalb, oft verdeckt durch das depressive Syndrom, mehr oder weniger ausgeprägte *Frischgedächtnisstörungen*, *Denkstörungen* im Sinne der Verallgemeinerung, Einengung, Verlangsamung, Wiederholung und Gefühlsbetontheit sowie *Affektstörungen* im Sinne der Rührseligkeit, der Affektlabilität und -inkontinenz nachweisen.

c) Präpsychotisch handelt es sich in der Regel um schwernehmende, affektiv entäußerungsschwache, empfindsame Menschen. Die Einengung der emotionellen Reagibilität infolge der hirndiffusen Schädigung bzw. deren bis zu einem gewissen Grade noch bewußten Registrierung führen auch dazu, daß die Patienten in steigendem Maße depressiv reagieren.

d) Die organischen Depressionszustände sind durch zunehmende Monotonisierung der Klagen und Leerwerden der Affektivität charakterisiert und zeichnen sich durch Apathie oder — bei ängstlichem Gepräge — durch stereotype Agitiertheit mit sinnloser Beschäftigung und Scheintätigkeit aus. Die charakteristischen organisch-depressiven Wahnideen (délire d'énormité, Mikromanie und nihilistischer Wahn) sind selten.

e) Eine beginnende *progressive Paralyse* läßt sich durch die Liquoruntersuchung erfassen. Psychopathologisch stehen anfangs oft reizbarmißmutige oder gedrückte Verstimmungen im Vordergrund, doch kommt es auch zu länger anhaltenden Depressionen mit Vitalstörung und endogen anmutendem Charakter einschließlich depressiver Wahnideen. Zur Unterscheidung von diesen ist auf Zeichen affektiver Abstumpfung und affektiv-situativer Unangepaßtheit zu achten, vor allem aber auf das Leitsymptom der (beginnenden) Demenz.

f) Das Erkennen *epileptischer* Verstimmungen bereitet gelegentlich Schwierigkeiten. Meistens weisen aber doch epileptische Wesensart (Verlangsamung, Weitschweifigkeit, Umständlichkeit, Klebrigkeit, hypersoziales oder dissoziales Verhalten), Dämmerattacken, Absenzen und epileptische Anfälle, plötzlicher Eintritt und relativ kurze Dauer des Depressionszustandes sowie mürrisch-reizbar-depressive Stimmungslage auf eine epileptische Genese hin.

g) Da *Oligophrene* zu dysphorischen Verstimmungen besonders disponiert sind, sollte bei gehäuftem Auftreten von Verstimmungszuständen und Primitivreaktionen eine Intelligenzprüfung durchgeführt werden. Es versteht sich, daß natürlich auch bei einem Oligophrenen eine zusätzliche symptomatische oder andersartige Depression das Bild komplizieren kann.

2. Symptomatische Depressionen

a) Unter symptomatischen Depressionen verstehen wir im Verlaufe primär körperlicher, jedoch extrazerebraler (infektiöser, hämodynamischer, endokriner, toxischer) Erkrankungen auftretende depressive Verstimmungen. Die Depressionszustände sind deshalb mit der somatischen Störung eng verbunden und gehen vielfach deren Entwicklung parallel.

b) *Apathisch*-depressive Verstimmungen nach *Infektionen*, die mit Antibiotika rasch kupiert wurden, können an Hand der Blutmorphologie und der Zusammensetzung der Serumeiweiße (in der Praxis Blutbild, Senkungsgeschwindigkeit) als postinfektiöse Zustände erfaßt werden.

c) Werden *ängstlich*-depressive Zustandsbilder, besonders im Anschluß an körperliche Anstrengungen, verbunden mit leichter Dyspnoe, manifest, ist der Herz-Kreislauf-Situation spezielle Beachtung zu schenken. Bei Hypertonikern genügt oft ein geringes Absinken des systolischen Druckes, um eine hämodynamische Dekompensation im Gehirn und dadurch eine depressive Verstimmung hervorzurufen.

d) Stimmungsverschiebungen neben Störungen des Antriebes und der Einzeltriebe sind psychische Veränderungen, die *endokrine* Krankheiten sehr oft begleiten. Besonders bei plötzlichem, nicht durch äußere Einflüsse bedingtem Wechsel der vorherrschenden Affekttönung und der Gesamtaktivität ist an endokrine Störungen zu denken (endokrines Psychosyndrom).

e) Bei der heutigen starken Verbreitung des Medikamentenabusus sollte jeder Kranke nach den Arzneien, die er einnimmt, genau befragt werden. Da fast alle Süchtigen ihre Krankheit verheimlichen, haben abrupter Wechsel der Stimmung, grau-schmutziges Gesichtskolorit, Zittern, multiple Injektionsstellen, Wunsch nach Rezepten für starke Schmerz- und Schlafmittel den Verdacht auf *Toxikomanie* zu erwecken.

f) *Reizbar*-depressive Verstimmungen, besonders am Vormittag, zusammen mit aufgedunsenem Gesicht, Teleangiektasien, Konjunktivitis, Polyneuritis, morgendlichem Erbrechen und Zeichen von Leberschädigung sollten das Augenmerk auf die in unserem Kulturkreis häufigste Sucht, den *chronischen Alkoholismus*, lenken.

3. Spätdepressionen (Involutionsdepressionen)

a) Als Spätdepression werden nur diejenigen endogen-depressiven Phasen im Rückbildungsalter bezeichnet, bei denen sich keine früheren manischen oder depressiven Phasen nachweisen lassen. Sie sind nicht immer scharf von den depressiven Schizophrenien und den psychischen Fehlentwicklungen mit depressivem Gepräge, die erstmals in diesem Lebensabschnitt auftreten, abzugrenzen. Heredität, prämorbide Charakterzüge, Häufigkeit der psycho- und somatoreaktiven Auslösung, Verlauf, Prognose und Therapie lassen uns die Abgrenzung trotzdem als zweckmäßig erscheinen.

b) Die Kranken mit Spätdepressionen zeigen auch eine *erbbiologische Sonderstellung*, indem sie seltener manisch-depressive Psychosen, dagegen häufiger monophasische und periodische Depressionen sowie schizoide Persönlichkeiten in der Sippe aufweisen. In unserem Krankengut ließ sich zudem in der Aszendenz gehäuft Betäubungsalkoholismus feststellen.

c) Gewisse *präpsychotische Charakterzüge* sind sehr häufig als vorbestimmende Elemente der Involutionsdepression nachzuweisen: Starrheit, geringe Anpassungsfähigkeit, skrupulöse Ethik, Perfektionismus, Introversion, Entäußerungsschwäche. Das starre Verhalten, die Unelastizität wie auch die durch Hypersensibilität bedingte Unnahbarkeit erschweren in besonderer Weise die Anpassung an neue Situationen, neue Zielsetzungen und den mitmenschlichen Kontakt. Diese Charakterzüge unterscheiden die Involutionsdepressiven in markanter Form von der zyklothym-syntonen Wesensart der Manisch-Depressiven.

d) Der Großteil der Spätdepressionen wird ferner durch eine Kette von *psychischen Erschütterungen* ausgelöst. Im Vordergrund stehen die Probleme der Abnahme von Macht, Ansehen, Gesundheit, Leistungsfähigkeit, des Todes von Angehörigen und Freunden. Jeder weitere Verlust wirkt wegen seiner zusätzlichen symbolischen Bedeutung in zunehmendem Maß bedrückend und angstfördernd und löst so eine Art depressiver „Kettenreaktion" aus.

e) Die psychische Hemmung wird bei 90% der Involutionsdepressionen durch ängstlich gefärbte *psychomotorische Unruhe* überdeckt; auch zeigt die traurige Verstimmung häufig hypochondrisches, paranoides, skrupulöses, hysteriformes oder zwangshaftes Gepräge. Dementsprechend herrschen Krankheits-, Beziehungs-, Versündigungsinhalte vor, wobei die Schuldgefühle vorwiegend auf übermäßig erlebten Verstößen und Versäumnissen gegenüber mitmenschlichen Pflichten beruhen.

f) Den Spätdepressionen gehen nicht selten lange unspezifische *Prodromalphasen* voraus, die sich durch zunehmende Verschlossenheit, Empfindsamkeit, Reizbarkeit, Mißtrauen, Resignation und schnelle Ermüdbarkeit auszeichnen. Daneben beobachtet man häufig Ängstlichkeit in bezug auf die Zukunft, vorwiegend charakterisiert durch Sorgen um Besitz und Gesundheit (Geiz und Hypochondrie). Die eigentlichen depressiven Zustandsbilder, die dann meist durch zusätzliche geringfügige Psychotraumen ausgelöst werden, weisen einen *schleppenden Verlauf* auf. Häufig sinkt die Stimmungslage in wellenförmigen Bewegungen ganz allmählich ab und kann bis zu mehreren Jahren auf dem erreichten Tiefstand verharren. In solchen Fällen braucht es dann auch, trotz intensiver Therapie, vielfach längere Zeit, bis eine völlige Aufhellung der Depression erreicht ist.

4. Depressionen bei schizophrenen Psychosen

a) Wichtig für das Erkennen der Schizophrenie ist der Nachweis der *Grundsymptome:* Denkstörungen im Sinne der Zerfahrenheit, besonders wenn dissoziiertes Denken neben klarem, gesundem Denken vorkommt; Affektstörungen, bestehend in mangelndem affektivem Rapport, ungenügender affektiver Modulationsfähigkeit, inadäquaten, uneinfühlbaren affektiven Reaktionsweisen, Ambivalenz; Willensstörungen im Sinne der Ambitendenz und des Negativismus sowie Erscheinungen von Depersonalisation.

b) Weitere Hinweise geben die charakterliche *Disposition* und entsprechende Verhaltensweisen, die sich vor der Erkrankung intensivieren, wie Verschrobenheit, zunehmende Abkapselung von der Umwelt mit Neigung zu Mißtrauen und Einzelgängertum, uneinfühlbare Handlungen, mangelnde Differenziertheit der Gefühle, distanziertes, überhebliches Gehabe.

c) Von wesentlicher Bedeutung ist der Nachweis von *Halluzinationen* und *Wahnideen* (Verfolgungs- und Beziehungswahn), besonders wenn diese nicht der Grundstimmung adäquat (holothym) sind und ihre Absurdität in Widerspruch zu guter intellektueller Leistungsfähigkeit, intakter Funktion des Auffassungs- und Erinnerungsvermögens, und klarem Bewußtsein, steht.

d) Bei längeren Gesprächen über die Ursache der traurigen Verstimmung, der Apathie, der pessimistischen Lebenseinstellung zeigt sich häufig ohne ersichtlichen Grund ein plötzlicher Wechsel der vorherrschenden Affekte. Die depressiven Symptome können im Zusammenhang mit Wahnideen, Halluzinationen oder einer quälenden Krankheitseinsicht auch mehr psychoreaktiven Charakter haben oder aber, auf Grund zunehmender Abwendung von der Umwelt (Autismus), Ausdruck einer mangelnden affektiven Resonanzfähigkeit sein.

e) M. BLEULER betont mit Recht, daß bei der Schizophrenie nie ein einzelnes Symptom oder eine Summe von Symptomen allein die Diagnose sichert, sondern deren Zusammenhang mit der Gesamtheit

4. Depressionen bei schizophrenen Psychosen

der Persönlichkeit und der zugehörigen Umwelt. Ferner wiegt schizophrenieartige Symptomatik für die Diagnose einer Schizophrenie um so schwerer, je mehr sie bei Bewußtseinsklarheit auftritt. Letztere ist deshalb ein wichtiges Symptom bei der differentialdiagnostischen Abgrenzung gegenüber akuten symptomatischen Psychosen.

f) Obwohl bei den depressivgefärbten Schizophrenien die schizophrene Symptomatik durch traurige Verstimmung weitgehend überdeckt ist, muß primär das Grundleiden, also die Schizophrenie, behandelt werden.

5. Endogene Depressionen

a) Als endogene Depression, Melancholie, gelegentlich auch als „vitale Depression" oder „vitale Schwermut", werden phasische depressive Verstimmungen im Bereich des manisch-depressiven oder periodisch-depressiven Formenkreises der endogenen Psychosen bezeichnet. Diese Krankheitsbegriffe werden also für vorwiegend *konstitutionell* bedingte depressive Zustandsbilder verwendet, bei denen bis heute weder spezifische körperliche noch psychische Ursachen nachgewiesen werden konnten.

b) In den Familien endogen Depressiver kommen manisch-depressive Psychosen, periodische oder monophasische Depressionen, Temperamentspsychopathien (hyperthyme, subdepressive, zykloide, reizbare, explosible), Suizide und Suizidversuche gehäuft vor.

c) Die Kranken sind bei manisch-depressiven Psychosen oft von *pyknischem Körperbautypus* und präpsychotisch von harmonisch-kontaktfähiger, mitschwingender und von ihrer jeweiligen Gemütsverfassung her bestimmter Wesensart. KRETSCHMER hat sie deshalb als Zyklothyme bezeichnet. Sie leben in der Regel in Harmonie mit sich selbst und der Umwelt, können beweglich oder behäbig, von mehr heiterer oder mehr trauriger Grundstimmung sein. Bei den monopolaren (periodisch oder monophasisch) Depressiven hingegen herrscht eher der *leptosome* Typus mit der Neigung zu Gewissenhaftigkeit, Perfektionismus, mangelnder Entäußerungsfähigkeit vor.

d) Für endogen-depressives Geschehen sprechen: primäre Schuldgefühle, Bagatell-Bezichtigungen mit übermäßiger Affektbesetzung, selbstquälerisches Durchforschen des Lebens nach Verfehlungen und Versäumnissen, Versündigungs-, Krankheits-, Verarmungswahn, depressive Wahnideen mit vorwiegend irreal-phantastischem Gepräge, primäre Hemmung der Vitalgefühle (der körperhaften Gefühle, der Triebe, Antriebe, Widerstandskraft und des Tatendranges), primäre, durch äußere Erlebnisse unbeeinflußbare Tagesschwankungen, unmotivierte, plötzliche Aufhellung oder Vertiefung der Depression.

e) Die endogene Traurigkeit entsteht ohne erkennbaren Grund und wird oft subjektiv nicht nur als Unfähigkeit, sich zu freuen, sondern auch als Schwere, Willenlosigkeit und Energiemangel empfunden. Bei *psychoreaktiv* provozierten endogenen Phasen bleiben die depressiven Themen nicht um das auslösende erschütternde Erlebnis zentriert, im Gegensatz zu den eigentlichen psychoreaktiven Depressionen.

f) Gegenüber *Schizophrenien* bestehen keine scharfen Grenzen, und Mischpsychosen, die zwischen diesen und den endogenen Depressionen stehen, werden nicht selten beobachtet. Schließlich können auch manisch-depressive Psychosen in Schizophrenien übergehen, während der umgekehrte Fall seltener eintritt.

6. Neurotische Depressionen

a) Neurotische Depressionen beruhen auf ganz oder teilweise verdrängten frühkindlichen Konfliktsituationen, welche sich zu bestimmten affektiv besetzten Komplexen ausgeweitet haben, mit denen sich die Kranken nicht mehr oder nur noch dunkel-ahnend auseinandersetzen können und die aus dem Unbewußten heraus die Traurigkeit bewirken.

b) Meist lassen sich gestörte *Kind-Eltern-Beziehungen* nachweisen, am häufigsten Mangel an Zärtlichkeit, Geborgenheit, Sicherheit, oder aber direkte Ablehnung, Härte, Brutalität, Ausstoßung in der Kindheit. Auch Tabuierung der Sexualität, verängstigende, verwöhnende Erziehung oder gespannte familiäre Verhältnisse können zu depressiven neurotischen Entwicklungen führen.

c) Den depressiven Zustandsbildern geht meist eine Kette von neurotischen *Brückensymptomen* voraus (psychisch: Gehemmtheit, Selbstunsicherheit, Angst, mangelnde Durchsetzungsfähigkeit; psychophysisch: Sprachstörungen, Nägelkauen, Pavor nocturnus, Enuresis), die sich bis in die Kindheit zurückverfolgen lassen. Oft ist ein Übergang von psychischen Erscheinungen auf funktionelle Organbeschwerden festzustellen.

d) Da die depressive Symptomatik auf verdrängte Trieb- oder Affektansprüche im Rahmen von Konfliktsituationen zurückgeht, zeigen sich bei diesen Kranken deutliche Zwiespältigkeit und Zerrissenheit der persönlichen Strebungen und des Erlebens (Ambivalenz) sowie Überkompensationsmechanismen.

e) Starke äußere Beeinflußbarkeit und Abhängigkeit der gedrückten Stimmung von der momentanen Umweltssituation verleihen dem Zustandsbild weiterhin etwas Uneinheitliches, Zerrissenes, Schillerndes, Ambivalentes, Ambitendentes.

f) Die neurotischen Depressionen werden durch Versagens-, Versuchungs-, Prüfungs- und Überforderungssituationen oder biologische Krisenzeiten ausgelöst und durch jede weitere nicht bewältigte

Schwierigkeit vertieft. Sie zeichnen sich deshalb durch einen schwankenden Verlauf aus. Subjektiv wird der Stimmungswechsel als fremdartig empfunden; die Kranken fühlen sich ihm gegenüber ratlos und leiden deshalb um so mehr unter diesem ständigen Auf und Ab. Da es zudem oft alltägliche, nicht weiter auffällige „Auslöser" sind, auf die die Kranken komplexbedingt depressiv reagieren, erscheinen die Verstimmungen sowohl ihnen selbst als auch dem Beobachter unmotiviert und unerklärlich. Dies macht die Differentialdiagnose zur endogenen Depression oft sehr schwierig.

7. Erschöpfungsdepressionen

a) Erschöpfungsdepressionen sind einfache depressive Entwicklungen, die auf oft jahre- bis jahrzehntelanger Auseinandersetzung mit bewußten, chronischen oder immer wiederkehrenden, affektiv erschütternden *Umweltsreizen* beruhen, die bis dahin unter Einsatz aller psychischen und physischen Kräfte gemeistert wurden. Die depressiven Entwicklungen sind deshalb einfühlbar und verstehbar.

b) Solche Fehlentwicklungen tragen ein *einheitliches Gepräge*, sei es im Sinne des Nachgebens oder der Auflehnung; die psychische Umgestaltung bleibt in einem allseitigen Zusammenhang mit der übrigen Persönlichkeit, und die Betroffenen vermögen sich mit den pathogenen Erlebnissen bewußt auseinanderzusetzen.

c) Die depressiven Themen bleiben um die langwährenden familiären, beruflichen, erotischen oder gesellschaftlichen Dauerspannungen und affektiv belastenden Situationen zentriert, welche die depressive Entwicklung verursachten.

d) Dem eigentlichen depressiven Zustandsbild gehen in der Regel jahrelange *Prodromalstadien* voraus: ein erstes, neurasthenisches (hyperästhetisch-asthenisches) Stadium, gekennzeichnet durch Reizbarkeit und schnelle Ermüdbarkeit, gefolgt von einem zweiten, psychosomatischen Stadium mit vielfältigen vegetativen Erscheinungen und funktionellen Organbeschwerden.

e) Die Intensität der Symptomatik läuft, besonders anfänglich, der affektiven Belastung parallel und erfährt durch jede weitere Schwierigkeit eine zusätzliche Verstärkung.

f) Bei weiblichen Kranken herrschen charakterlich sensitive, schwernehmende, häufig etwas infantile, selbstunsichere, entäußerungsschwache, *leptosome* bis asthenische Persönlichkeiten vor, während bei den männlichen Kranken charakterlich übergewissenhafte, verantwortungsbewußte, pedantische, ehrgeizige, ichbezogene, leptosome Persönlichkeiten mit Neigung zu Perfektionismus überwiegen.

8. Psychoreaktive Depressionen

a) Die traurige Verstimmung schließt sich hier in der Regel unmittelbar an das erschütternde Erlebnis an. Die Reaktion ist *einfühlbar*, verstehbar und läßt sich in gewissen Grenzen nacherleben.

b) Die depressiven Inhalte bleiben vorwiegend um den auslösenden Erlebniskomplex *zentriert*, und die Verstimmung verschwindet, wenn dieser in den Hintergrund tritt oder ganz wegfällt.

c) Die Kranken sind, im Gegensatz zu den endogen Depressiven, nicht traurig oder verzweifelt über sich selbst, sondern lehnen sich gegen ihr Schicksal, ihre Umwelt oder ihre Mitmenschen auf. Auch die Aggressionen richten sich primär nicht gegen sie selbst, sondern gegen die an der Verursachung ihres Zustandes beteiligten Personen oder Ereignisse.

d) Viele dieser Patienten lassen sich ablenken, aufmuntern und sind fähig, vorübergehend freudige Affekte zu empfinden und frei und natürlich zu lachen. Sie erwarten von der Umwelt Hilfe und machen selbst Vorschläge, wie man ihre Verluste ersetzen könnte.

e) Die Mehrzahl der Kranken weist leptosomen bis asthenischen Körperhabitus auf und zeigt Charakterzüge im Sinne der Sensitivität, Entäußerungsschwäche, Ichbezogenheit und Verschlossenheit.

f) Eine scharfe Abgrenzung der psychoreaktiven von den neurotischen Depressionen ist durch eine Querschnittsuntersuchung häufig nicht möglich, da Kranke mit depressiven Neurosen zu psychoreaktiven Depressionen disponiert sind. Eine depressive Reaktion kann zudem eine neurotische Depression erst auslösen oder eine Episode im weiteren Verlauf derselben darstellen. Da aber die depressiven Neurosen in der frühen Kindheit wurzeln und sich über die seitherige Lebensentwicklung hinweg oft neurotische Brückensymptome nachweisen lassen, gelingt es auf Grund einer solchen anamnestischen *Längsschnittuntersuchung* dann meist doch noch, sie gegenüber den reaktiven Depressionen abzugrenzen.

C. Psychologische Testmethoden

Schließlich ist noch auf verschiedene experimentell-psychologische Tests hinzuweisen, die als Hilfsmittel zur diagnostischen Erfassung der Depressionen eingesetzt werden können. Zwar vermitteln die Untersuchungen in der Regel keine grundlegend neuen Aspekte, doch gestatten sie, die klinischen Befunde bis zu einem gewissen Grade zu objektivieren und vor allem auch, in ihrem Verlauf, zu dokumentieren. In Anlehnung an PICHOT können drei Arten von Tests unterschieden werden:

1. Fragebogen über die vom Patienten erlebten Symptome, die die Kranken selbst auszufüllen haben. Diese Rating Scales können sowohl die vom Patienten angegebenen wie auch die vom Arzt beobachteten Phänomene enthalten (z. B. die Rating Scale von H. WECHSLER). Daneben gibt es aber auch solche Fragebogen, die lediglich die Beschwerden oder die Befindlichkeit vom Patienten berücksichtigen, wie das BECK-INVENTORY oder die B-Scala von VON ZERSSEN. Alle hier angegebenen Formen sind in unserer Klinik in Gebrauch (BLASER, GEHRING, HOLE, LOEW, SCHAEUBLIN).

2. Eine Skala zur Bewertung der Symptomatik, die durch den Arzt ausgefüllt wird und ein mehr oder weniger objektives Bild über die Depressionsmanifestationen gibt. In diese Testgruppe fallen u. a. die Rating Scales von LORR, WITTENBORN und HAMILTON wie auch das bereits erwähnte Prüfungsschema zur statistischen Erfassung depressiver Zustandsbilder von ANGST, BATTEGAY und PÖLDINGER.

3. *Persönlichkeitstests* wie beispielsweise der *Rorschach*sche Formdeutversuch oder der von MURRAY angegebene Thematic Apperception Test (TAT), die es gestatten, auf dem Wege der Projektionsanregung ein weitgehend objektives Bild vom Gemütszustand des Kranken zu erhalten.

Darüber hinaus wäre noch eine weitere Gruppe von Tests zu erwähnen, die den Ablauf bzw. die durch die Depression bedingte

Verlangsamung der *psychomotorischen* Funktionen in einem experimentellen Rahmen erfassen.

In letzter Zeit werden bei uns auch die im angloamerikanischen Bereich schon länger bekannten mehrdimensionalen Persönlichkeitsinventars (Persönlichkeitsfragebogen) zur Erfassung bestimmter Persönlichkeitsmerkmale, wie z. B. der Depression, eingesetzt. Hier sind zu nennen: Minnesota Multiphasic Personality Inventory (MMPI), der Sixteen Personality Factor Test (16 PF) von CATTELL und das Freiburger Persönlichkeitsinventar (FPI) von FAHRENBERG und SELG.

Die meisten der erwähnten Testverfahren setzen eine lange Erfahrung voraus und ihre Anwendung erfordert recht viel Zeit, weshalb sie für die Allgemeinpraxis kaum geeignet sind. Dennoch ist die D-Scala von VON ZERSSEN oder der FPI von FAHRENBERG und SELG sowohl in Anwendung und Auswertung sehr leicht erlernbar. Da sie außerdem sogenannte Parallelformen besitzen, kann damit nicht nur ein Querschnitt, sondern auch die Art des Verlaufs des depressiven Geschehens erfaßt werden.

V. Therapie der depressiven Zustandsbilder

A. Psychopharmakotherapie

1. *Allgemeine Grundsätze*

Voraussetzung für eine erfolgversprechende Therapie der depressiven Zustandsbilder ist eine möglichst exakte nosologische und phänomenologische Diagnostik. Bei jedem depressiven Syndrom muß versucht werden, die *Schwerpunkte* der multifaktoriellen Genese differentialdiagnostisch zu klären. Nur in einer Zusammenschau von Heredität, Persönlichkeitsstruktur, Lebensgeschichte, psychischen und somatischen Befunden sowie der Umweltsituation und der mitmenschlichen Beziehungen ist es möglich, zur richtigen nosologischen Einordnung zu gelangen.

Vor der Einleitung einer Therapie muß jedoch entschieden werden, ob eine *ambulante* oder eine *klinische Behandlung* indiziert ist. Diese Entscheidung hängt nicht so sehr von der Diagnose als von der Suizidalität (s. S. 13 ff.) und der Erträglichkeit der Krankheitssituation für den Patienten sowie auch für dessen Umgebung ab (BATTEGAY). Ist diese Frage geklärt, sollte bei jedem Patienten ein Behandlungsplan aufgestellt werden, der folgende Gesichtspunkte berücksichtigt:

a) Indikation für die psychopharmakologische und somatische Therapie.
b) Langzeittherapie, Lithium-Prophylaxe
c) Psychotherapeutisches Vorgehen
d) Beratung der Angehörigen

Die *Wahl der einzusetzenden Psychopharmaka* ist bei stationärer und ambulanter Behandlung verschieden. In der *Klinik* ist eine primäre Sedierung, Entspannung und schlafanstoßende Wirkung durch die Medikation erwünscht, Nebeneffekte können hierbei durch tägliche Anpassung der Dosierung, gegebenenfalls auch durch gezielte

Zusatzmedikation möglichst gering gehalten werden. Bei der *ambulanten* Behandlung hingegen ist eine deutliche Sedierung unerwünscht, da die Patienten wegen Schläfrigkeit und Schlappheit nicht mehr ihrer Arbeit nachgehen können. Treten unangenehme Nebeneffekte auf, so verliert der Kranke zudem nicht nur das Vertrauen zum Medikament, sondern auch zum behandelnden Arzt, und setzt die Therapie einfach ab. Man sollte deshalb bei der ambulanten Behandlung tagsüber nur Medikamente mit geringfügigem Dämpfungseffekt verordnen und die Hauptdosierung auf den Abend verlegen.

Vor jeder ambulanten Depressionstherapie ist der Kranke zudem über den Behandlungsplan, die Nebeneffekte, aber auch über den oft erst nach Tagen allmählich wellenförmig sich abzeichnenden Wirkungseintritt der Antidepressiva zu orientieren.

2. *Wahl der Medikamente*

Bei der Wahl der Medikamente spielen zunächst *nosologische* Gesichtspunkte eine ausschlaggebende Rolle. Als erstes müssen die organischen und symptomatischen Depressionen von den anderen depressiven Erkrankungen abgegrenzt werden, da hier primär der somatische Grundprozeß zu behandeln ist.

Schizophrenien mit depressivem Gepräge sind zunächst mit Neuroleptika zu behandeln. Erst wenn sich unter neuroleptischer Therapie die schizophrenen Symptome zurückgebildet haben und weiterhin ein depressives Zustandsbild bestehenbleibt, ist eine Kombination mit Antidepressiva indiziert.

Bei periodischen, zyklischen, Spät- und Erschöpfungsdepressionen wird die Wahl der antidepressiven Substanzen durch die Zielsymptome (target symptoms) nach FREYHAN, d. h. durch die vorherrschenden phänomenologischen Aspekte des Depressionszustandes, bestimmt. Die verschiedenen Antidepressiva beeinflussen die einzelnen Symptome des depressiven Syndroms „Antriebshemmung", „depressive Grundstimmung" und „Angst" ungleich stark. Je nach vorherrschenden Symptomen ist ein Medikament, das vorwiegend antriebssteigernd, stimmungshebend oder angstdämpfend wirkt, indiziert. Die Wahl des entsprechenden Pharmakons ist für den Therapieerfolg entscheidend. Wird durch ein Medikament mit einem falschen Wirkungsprofil das vorherrschende phänomenologische Symptom

84   V. Therapie der depressiven Zustandsbilder

intensiviert, verliert der Kranke das Vertrauen zum Heilmittel und die Suizidgefahr wird intensiviert.

Die Antidepressiva konnten entsprechend ihrem Wirkungsprofil schon 1963 rein empirisch auf Grund klinischer Erfahrungen in ein Bezugssystem eingeteilt werden. Demnach ist die stimmungshebende Potenz eines Antidepressivums in der Regel um so schwächer, je stärker seine angstdämpfende oder seine antriebssteigernden Wirkungskomponenten sind.

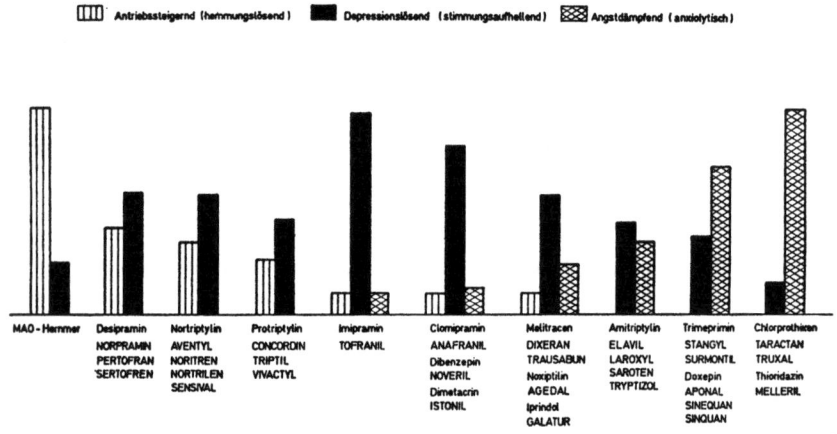

Abb. 8: Schematische Darstellung der Wirkungsprofile der Antidepressiva.

Abbildung 8 zeigt die Wirkungsprofile, d. h. die primär vorherrschenden Wirkungskomponenten der einzelnen Antidepressiva. Die Wirkungsspektren, die zunächst auf Grund klinischer Beobachtung und Erfahrung festgelegt wurden, konnten später durch STILLE auch in Tierversuchen an Hand der Hemmung der Tetrabenazin-Katalepsie an der Katze und der Hemmung der Arousal-reaction bei elektrischer Stimulation am Kaninchen bestätigt werden.

Abbildung 9 zeigt eine von PÖLDINGER und STILLE zusammengestellte Gegenüberstellung der klinischen und tierexperimentellen Untersuchungsresultate. Zwischen den klinischen Wirkungsprofilen und den tierexperimentellen Untersuchungsergebnissen scheint eine gute Übereinstimmung zu bestehen. Analog der klinisch anxiolyti-

2. Wahl der Medikamente

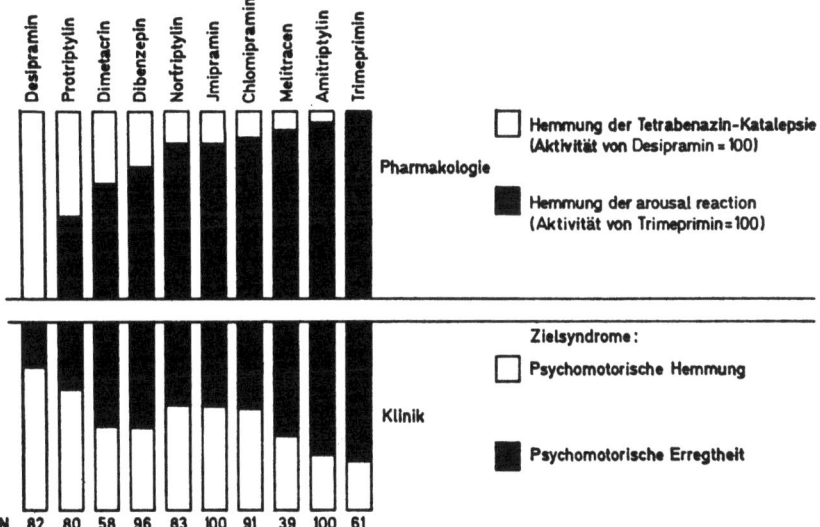

Abb. 9: Gegenüberstellung von klinischen und tierexperimentellen Wirkungsprofilen.

schen Wirkung der verschiedenen Antidepressiva nimmt im Tierversuch die Hemmung der Tetrabenazin-Katalepsie von links nach rechts ab und die Dämpfung der Arousal-reaction zu.

THEOBALD und DELINI-STULA haben die Wirkungsspektren der trizyklischen Antidepressiva auf Grund pharmakologisch-biochemischer Untersuchungen in eine Rangordnung zusammengestellt. Auf der linken Seite stehen Präparate, die eine Verstärkung adrenerger Funktionen (z. B. Reserpinantagonismus, Tetrabenazinantagonismus), d. h. eine Erhöhung des dem Rezeptor zur Verfügung stehenden Noradrenalins hervorrufen. Es handelt sich demnach um Antidepressiva mit starker hemmungslösender („antriebssteigernder") Wirkung. Rechts sind die Antidepressiva, die die Motilität am deutlichsten dämpfen und die Narkose potenzieren, angegeben.

Die Wirkungsspektren der trizyklischen Antidepressiva auf Grund pharmakologisch-biochemischer Untersuchungen stehen in weitgehender Übereinstimmung mit ihrer Einstufung nach den klinischen Wirkungsprofilen.

Klinische Untersuchungen, zum Teil in Doppelblindanordnung, wobei die Wirkung verschiedener Antidepressiva auf die Zielsym-

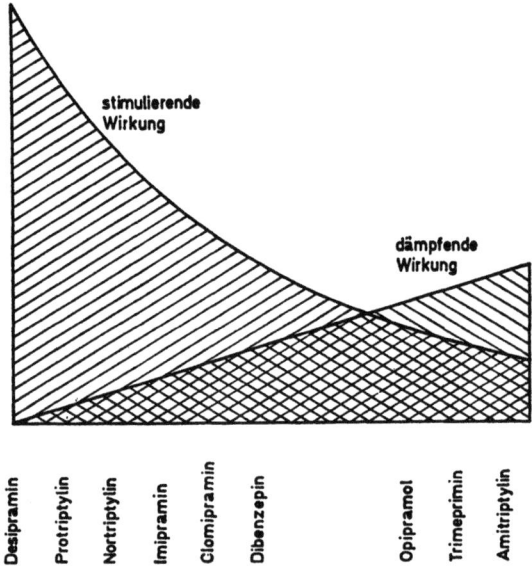

Abb. 10: Wirkungsspektren der trizyklischen Antidepressiva auf Grund pharmakologisch-biochemischer Untersuchungen.

ptome statistisch untersucht wurde, bestätigen die zunächst rein empirisch auf Grund der klinischen Beobachtungen festgestellten Effekte.

Die in der Abbildung 8 dargestellten Wirkungsprofile korrelieren somit weitgehend mit den pharmakologischen und biochemischen tierexperimentellen Untersuchungsergebnissen sowie mit den Doppelblindversuchen.

Aus den *Wirkungsprofilen der Antidepressiva* lassen sich *die Indikationen* gemäß den phänomenologischen Aspekten der depressiven Zustandsbilder ohne weiteres ableiten.

a) Stehen rein *depressive Stimmung, Traurigkeit, Gedrücktheit, Niedergeschlagenheit* ohne merkliche Antriebsstörung im Vordergrund, sind Medikamente indiziert, die primär depressionslösend, stimmungshebend, *thymoleptisch* wirken, wie Imipramin (Tofranil), Chlomipramin (Anafranil), Dibenzepin (Noveril), Dimetacrin (Istonil), Melitracen (Trausabun, Dixeran), evt. Noxyptilin (Agedal), Iprindol (Galatur).

Man beginnt, wenn man ambulant behandelt, bei durchschnittlichem Körpergewicht und Alter unter 55 Jahren am zweckmäßigsten morgens und mittags mit je 25 mg Imipramin (Tofranil) oder je 25 mg Chlomipramin (Anafranil) und steigert je nach Verträglichkeit und Nebeneffekten nach 3 Tagen auf 2 x 50 mg bis 2x 75 mg. Bei Dibenzepin (Noveril) muß von vornherein höher dosiert werden, d. h. morgens und mittags je 80–160 mg. Nach 3 Tagen ist eine Erhöhung der Dosierung auf 2 x 240 mg angezeigt. Diese Medikamente heben entsprechend ihrer Wirkungsspektren primär fast ausschließlich die *traurige Stimmung*. Daneben zeigen Imipramin und Chlomipramin in der Regel einen leichten, jedoch unterschiedlichen antriebssteigernden, Dibenzepin (Noveril) aber eher einen geringfügigen sedierenden Effekt.

Die Medikamente sollten zu Beginn am Morgen und am Mittag verordnet werden. Tritt jedoch eine deutliche sedierende Wirkung in Erscheinung, so können die Hauptdosen auf die Nacht gegeben werden. Dimetacrin (Istonil) und Melitracen (Trausabun) zeigen in der Regel in hoher Dosierung einen leichten sedierenden Effekt der Hauptdosis und können daher schon zu Beginn abends gegeben werden. Insgesamt empfiehlt sich, morgens und mittags ansteigend von 25 mg bis 75 mg, abends von 50 mg bis 100 mg zu verordnen.

Bei nicht depressiv Gestimmten erzielt man mit diesen Antidepressiva keine Veränderung der Stimmung, vor allem keine Euphorie; vielmehr tritt eher Mißmutigkeit auf und die Nebeneffekte werden verstärkt empfunden. Die Antidepressiva führen deshalb nicht zu Drogenabhängigkeit.

b) Herrscht *psychomotorische Hemmung, Verlangsamung, Antriebsschwäche, Hypobulie, Apathie und Entschlußhemmung* vor, sind Antidepressiva indiziert, die antriebssteigernd, aktivierend, thymeretisch wirken wie Protriptylin (Concordin, Triptil, Vivactyl), Nortriptylin (Aventyl, Noritren, Nortrilen, Sensival, Acetexa), Desipramin (Norpramin, Pertofran, Sertofren) oder Monoaminooxydasehemmer. Die primär antriebssteigernden Antidepressiva dürfen nur morgens und mittags verabfolgt werden, da sie sonst die in der Regel bei allen Depressionen vorhandenen Schlafstörungen intensivieren.

Protriptylin sollte beginnend mit 2 x 30 mg, nach 3 Tagen je nach individueller Reaktionsweise bis 2 x 60 mg, Nortriptylin, Desipramin 2 x 25 mg ansteigend bis 2 x 75 mg verordnet werden.

Monoaminooxydasehemmer, z. B. Isocarboxacid (Marplan), Nialamid (Niamid) und die Kombinationspräparate von Tranylcypromin (Eskapar und Iatrosom) sind wegen ihren Nebenwirkungen, insbesondere der Kollapsgefahr, und wegen ihrer Imkompatibilität mit den trizyklischen Antidepressiva in der ambulanten Praxis sehr vorsichtig zu dosieren und mit Zurückhaltung zu verordnen.

Alle antriebssteigernden Antidepressiva sind bei Depressionen mit ängstlichem Gepräge und bei suizidalen Kranken *kontraindiziert*, da sie die innere Spannung steigern und dadurch die Angst und die Suizidalität erhöhen.

c) Überwiegt *Angst, innere Spannung* und *Unruhe, ängstliche Agitation*, so sind Antidepressiva zu verordnen, die einen sedierenden, entspannenden, angstdämpfenden Effekt haben wie Amitriptylin (Laroxyl, Saroten, Tryptizol, Elavil), Trimeprimin (Surmontil, Stangyl), Doxepin (Sinquan, Sinequan, Aponal), bei stark ängstlichem Gepräge Chlorprothixen (Taractan, Truxal). Wegen ihrer gleichzeitig schlafanstoßenden Wirkung sind alle angstdämpfenden Antidepressiva bei ambulanter Behandlung tagsüber niedrig, abends jedoch zur Bekämpfung der Schlafstörung hoch zu dosieren: Amitriptylin morgens und mittags 10—25 mg, abends 50—100 mg, Trimeprimin morgens und mittags 25 mg, abends bis 150 mg und Chlorprothixen morgens und mittags 5—15 mg, abends 100 mg.

Endogene Depressionen bei *Blutsverwandten*, insbesondere bei Geschwistern, sprechen in der Regel auf die gleichen Antidepressiva gut an (ANGST, KIELHOLZ, KUHN). Auch die Intensität der Nebeneffekte antidepressiver Substanzen, auf die sie nicht ansprechen, scheint weitgehend übereinzustimmen. Man sollte deshalb bei solchen Kranken immer die Reaktionsweise und das Ansprechen auf Antidepressiva bei Blutsverwandten, respektive bei den Geschwistern, abklären und bei der Wahl der Medikamente berücksichtigen. Diese Beobachtungen sind ein Hinweis dafür, daß das Ansprechen auf bestimmte Psychopharmaka auch von genetischen Faktoren mitbestimmt wird.

3. Kombinationsbehandlung

Eine Kombination verschiedener Antidepressiva unter sich sowie mit anderen Psychopharmaka sollte bei der ambulanten Behandlung nur bei eindeutiger Indikation eingeleitet werden, denn sie ruft, wie LABHARDT zeigte, bei manchen Patienten nicht nur ein Gefühl des Mißtrauens hervor, sondern sie erhöht auch die Wahrscheinlichkeit, daß die Medikamente nicht richtig eingenommen werden. Erweist sich jedoch eine *Kombinationstherapie* als *indiziert*, sollte sie dem Kranken begründet und genau erklärt werden.

Besonders bei depressiven Zustandsbildern mit stark ängstlichem Gepräge und entsprechender Suizidalität genügt manchmal der angstlösende Effekt der Antidepressiva nicht, um die Angstattacken und die damit verbundenen Suizidimpulse zu dämpfen, so daß eine Kombinationsbehandlung notwendig ist. Es hat sich als zweckmäßig erwiesen, Antidepressiva mit angstdämpfender Wirkung mit Neuroleptika oder Tranquilizern mit anxiolytischer Wirkung zu kombinieren, d. h. Amitriptylin, Trimeprimin mit Lävomepromazin (Nozinan, Neurocil), Diazepam (Valium), Benzoctamin (Tacitin), Opipramol (Insidon). Benzoctamin (Tacitin) hat den Vorteil, daß es im niederen Dosenbereich, 3 x 5—10 mg, eine gute anxiolytische ohne deutlich sedierende Wirkung hat und deshalb für die ambulante Behandlung als Tagesanxiolytikum besonders indiziert ist. Die Kombinationsbehandlung mit anxiolytischen Neuroleptika oder Tranquilizern, die auch eine gewisse antidepressive Wirkung zeigen, wie Lävomepromazin und Benzoctamin, hat den Vorteil, daß die Dosierung der anxiolytischen Medikation der Stärke der Angst, Spannung und inneren Unruhe angepaßt werden kann und eine erhöhte abendliche Dosis infolge ihres schlafanstoßenden, sedierenden Effektes gleichzeitig zur Bekämpfung der Schlafstörungen verwendet werden kann.

Bei klinischer Behandlung ist die Indikation zu einer Kombinationstherapie von Anfang an gegeben, da eine laufende Überwachung und Anpassung der Dosierung möglich ist.

Stehen starke psychomotorische Hemmung, allgemeine Verlangsamung und Entschlußhemmung im Vordergrund, kann manchmal erst durch die gleichzeitige Verwendung von Imipramin mit einem antriebssteigernden Antidepressivum, wie z. B. Desipramin (Pertofran), eine Auflockerung erzielt werden.

Sprechen die depressiven Zustandsbilder innerhalb 3 Wochen nicht auf ein Antidepressivum an, so läßt sich, wie ANGST und KIELHOLZ zeigten, bei 15% der Kranken mit einer anderen antidepressiven Substanz mit ähnlichem Wirkungsprofil doch noch eine Stimmungsaufhellung erzielen. Erreicht man bei klinischer Behandlung auch mit dem zweiten Antidepressivum innerhalb von 3 Wochen keine Besserung und handelt es sich um ein quälendes depressives Zustandsbild, so ist eine Kombination mit Elektrobehandlung indiziert. Die Elektrotherapie (Elektroschocktherapie) sollte immer in intranervöser Kurznarkose unter Muskelrelaxierung durchgeführt werden.

Eine Kombination von Monoaminooxydasehemmern mit anderen Antidepressiva ist wegen der Möglichkeit gefährlicher Inkompatibilitätserscheinungen kontraindiziert (s. Nebeneffekte S. 97 ff.).

Zum besseren Überblick über Indikationsbereich, Dosierung und Nebeneffekte sind die gebräuchlichsten Antidepressiva und die zur Kombinationsbehandlung am häufigsten indizierten Neuroleptika und Tranquilizer in Tabelle 5 zusammengestellt. Sie enthält Indikation, Anfang- und Höchstdosierungen sowie die Nebeneffekte der

Chemische Strukturformel	Chemische Kurzbezeichnung	Markenname	Durchschnittliche Tagesdosis	Indikationen	Begleiterscheinungen
ANTIDEPRESSIVA (Thymoleptika)					
a. mit psychomotorisch bipolarer Wirkungskomponente					
	Imipramin	Tofranil	30mg - 300mg	Depressionszustände aller Art, Melancholien mit Tagesperiodik und vitaler Hemmung	Mundtrockenheit, Herzklopfen Schwitzen, Einschlafstörungen, Tremor
	Dibenzepin	Noveril	240mg - 720mg	Depressionszustände aller Art, Melancholien mit Tagesperiodik und vitaler Hemmung	Hypotonie, Tachykardie
	Melitracen	Dixeran Trausabun Deanxit (Kombination mit Flupenthixol)	30mg - 200mg	Depressionszustände aller Art mit leicht motorischer Unruhe	Mundtrockenheit Schwitzen Herzklopfen
	Clomipramin	Anafranil	50mg - 200mg im. p.o. und 25mg - 100 mg per infusionem	Depressionszustände aller Art und vitaler Hemmung	Mundtrockenheit Schwitzen Herzklopfen
	Dimetacrin	Istonil	50 mg - 600mg	Depressionszustände aller Art und vitaler Hemmung oder Unruhe	Mundtrockenheit Schwitzen Herzklopfen
	Noxiptilin	Agedal	75mg - 300mg	Depressionszustände aller Art und vitaler Hemmung oder Unruhe	Mundtrockenheit Schwitzen Herzklopfen
	Iprindol	Galatur	90mg - 180mg	Depressionszustände aller Art und vitaler Hemmung oder Unruhe	Mundtrockenheit Schwitzen Herzklopfen

Tab. 5: Psychopharmaka zur Depressionsbehandlung.

3. Kombinationsbehandlung

b. mit psychomotorisch und angstdämpfender Wirkungskomponente

Chemische Strukturformel	Chemische Kurzbezeichnung	Markenname	Durchschnittliche Tagesdosis	Indikationen	Begleiterscheinungen
	Amitriptylin	Elavil, Laroxyl, Tryptizol, Saroten, Limbitrol (Kombinationspraeparat mit Chlordiazepoxid), Etrafon, Triavil (Kombinationspraeparat mit Perphenazin)	30 mg - 200 mg	Depressionen mit ängstlichem Gepräge	Mundtrockenheit, Herzklopfen, orthostatische Hypotonie, deliröse Zustandsbilder
	Trimeprimin	Surmontil, Stangyl	30 mg - 300 mg	Ängstlich agitierte Depressionen	Mundtrockenheit, Herzklopfen, orthostatische Hypotonie, Müdigkeit
	Doxepin	Aponal, Sinequan, Sinquan	30 mg - 150 mg	Ängstlich agitierte Depressionen	Mundtrockenheit, orthostatische Hypotonie, Müdigkeit

c. mit psychomotorisch aktivierender Wirkungskomponente

Chemische Strukturformel	Chemische Kurzbezeichnung	Markenname	Durchschnittliche Tagesdosis	Indikationen	Begleiterscheinungen
	Desipramin	Norpramin, Pertofran	50 mg - 150 mg	Schwere gehemmte Depressionen, schwere Melancholien	Erregungszustände, Schlafstörungen
	Nortriptylin	Aventyl, Noritren, Nortrilen, Sensival	50 mg - 150 mg	Gehemmte Depressionen	Erregungszustände, Schlafstörungen
	Protriptylin	Concordin, Triptil, Vivactyl	30 mg - 120 mg	Gehemmte Depressionen	Schlafstörungen, Tachycardie, Hypotonie

Tab. 5: Fortsetzung

Chemische Strukturformel	Chemische Kurzbezeichnung	Markenname	Durchschnittliche Tagesdosis	Indikationen	Begleiterscheinungen

2. Hemmungslösend - aktivierende Psychopharmaka (Monoaminooxydasehemmer) mit leichter stimmungsaufhellender Wirkungskomponente (Thymerethica)

Chemische Strukturformel	Chemische Kurzbezeichnung	Markenname	Durchschnittliche Tagesdosis	Indikationen	Begleiterscheinungen
	Isocarboxazid	Marplan	30 mg - 90 mg	Hemmungszustände vorwiegend gehemmte Depressionen	Hypotonie, Cave Inkompatibilitätserscheinungen mit Psychopharmaka der Gruppe 1
	Nialamid	Niamid	75 mg - 500 mg	"	"
	Phenelzin	Nardil, Stinerval	45 mg - 150 mg	"	"
	Tranylcypromin	Parnate*	10 mg - 30 mg	Schwerste Hemmungszustände	Erregungszustände, Schwere Schlafstörungen

* Eskapar, Jatrosom (Kombinationspräparat mit Trifluperazin)

Tab. 5: Fortsetzung

Chemische Strukturformel	Chemische Kurzbezeichnung	Markenname	Durchschnittliche Tagesdosis	Indikationen	Begleiterscheinungen
3. Tranquillizer und Neuroleptika mit leichter stimmungsaufhellender Wirkungskomponente					
[structure]	Opipramol	Insidon	50 mg - 300 mg	Leichte depressive Verstimmungszustände Nachbehandlung schwerer Depressionen	Mundtrockenheit
[structure]	Benzoctamin	Tacitin	15 mg - 60 mg	Leichte depressive Verstimmungszustände in Kombination zu Psychopharmaka der Gruppe 1	Müdigkeit
[structure]	Chlorprothixen	Taractan Truxal	30 mg - 300 mg	Schwere agitierte Depressionen In Kombination zu Psychopharmaka der Gruppe 1	Mundtrockenheit Herzklopfen Schwitzen Müdigkeit Tremor
[structure]	Laevomepromazin	Neurocil Nozinan Minozinan Veractil	75 mg - 300 mg	Ängstlich agitierte Depressionen, Insomnie. In Kombination zu Psychopharmaka der Gruppe 1	
[structure]	Thioridazin	Melleril Melleretten	15 mg - 300 mg	Leichte depressive Verstimmungszustände In Kombination zu Psychopharmaka der Gruppe 1	Müdigkeit

Tab. 5: Fortsetzung

verschiedenen, bei der medikamentösen Depressionsbehandlung verwendeten Psychopharmaka.

4. Wirkungseintritt

Alle bis heute bekannten Antidepressiva haben einen, wenn auch unterschiedlichen, relativ späten Wirkungseintritt. In der Regel dauert es mehrere Tage, bis eine depressionsaufhellende Wirkung festgestellt werden kann, während sich der antriebssteigernde und angstdämpfende Effekt schon nach der ersten Tabletteneinnahme beobachten läßt. Der Wirkungseintritt auf die traurige Grundstimmung kann mit intravenösen Tropfinfusionen mit Chlorimipramin (Anafranil) von 1 Ampulle à 25 mg ansteigend bis 8 Ampullen beschleunigt werden.

Die Kranken müssen bei der ambulanten Behandlung unbedingt auf den späten Wirkungseintritt des stimmungsaufhellenden Effektes aufmerksam gemacht werden. Es ist auch unerläßlich, ihnen zu sagen, daß die Besserung nicht geradlinig, sondern wellenförmig in Erscheinung tritt und daß in deren Verlauf oft unerwartete „schwarze Tage" auftreten, die keinen Rückfall bedeuten.

5. Dauer der Behandlung

Phasenvergleichende Untersuchungen bei periodischen und zyklischen Depressionen haben schon 1957 (KIELHOLZ) gezeigt, daß die antidepressive Medikation bis zum spontanen Abklingen der Phase fortgesetzt werden muß. Wird die Medikation vorzeitig abgesetzt, tritt innerhalb von einigen Tagen ein Rezidiv des depressiven Zustandsbildes ein. Dies gilt bis heute für alle bekannten Antidepressiva.

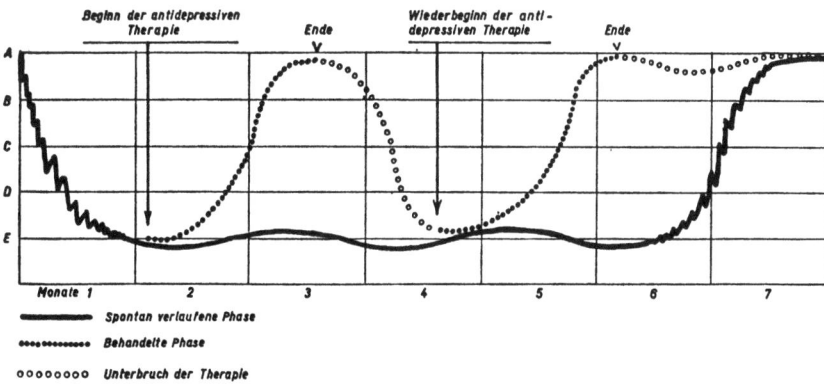

Abb. 11: Phasenvergleichende Untersuchungen bei periodischen Depressionen.

Aus den in Abbildung 11 schematisch wiedergegebenen Untersuchungsergebnissen muß der Schluß gezogen werden, daß alle bis heute bekannten antidepressiven Substanzen keine *spezifisch kausale Wirkung* haben. Sie vermögen nur die traurige Grundstimmung und die depressiven Symptome zu überdecken bzw. ihre thymoleptische Potenz nur während der Verabreichung selbst zu entfalten. Deshalb empfiehlt es sich, bei allen depressiven Zustandsbildern mit der Medikation vorsichtig auszuschleichen, um sofort die Dosen wieder zu erhöhen, wenn erneut depressive Symptome in Erscheinung treten (DENIKER). In der Regel sollte die Aufhellung der Depression mindestens 10 Tage angehalten haben, bis mit einer Dosisverminderung eingesetzt wird. Nach jeder Dosissenkung sollte wieder 10 Tage gewartet werden. Kranke mit periodischen, zyklischen, Erschöpfungs- und Spätdepressionen fühlen in der Regel selbst auf Grund der wiedergewonnenen Unternehmungslust, Spontaneität und Freudeempfindungsfähigkeit, in welchem Moment die Depression völlig abgeklungen ist. Für den Beginn des Ausschleichens mit der Medikation kann man sich deshalb meist auf die Angaben der Kranken verlassen. Durch Auslaßversuche (plötzliches Absetzen der Medikamente während 3—7 Tagen) kann man bei leichten depressiven Zustandsbildern abklären, ob die Depression abgeklungen ist. Die Kranken, bei denen die depressive Episode vorbei ist, fühlen sich nach Absetzen der Medikation deutlich besser, da die Begleiterscheinungen und Nebeneffekte der Medikation wegfallen.

Bei den *Spätdepressionen* (Involutionsdepressionen) ist hinsichtlich des Abbaus der antidepressiven Therapie besondere Vorsicht angezeigt, da sie oft wellenförmig über Monate andauern und die depressiv-ängstliche Grundstimmung durch die Thymoleptika nur überdeckt wird. Setzt man die Medikation vorzeitig ab, besteht bei erneutem Auftreten der ängstlich-depressiven Symptomatik große Suizidgefahr, die durch die falsche Vorstellung der Kranken, daß sie erneut an einer Depression erkrankt seien, noch intensiviert wird. Untersuchungen von PÖLDINGER an unserer Klinik haben gezeigt, daß mit zunehmendem Alter die Suizidgefahr wächst, indem im letzten Lebensdrittel fast durchwegs sehr ernste Suizidhandlungen unternommen werden.

6. *Langzeittherapie, prophylaktische Behandlung*

Nach den Untersuchungen von ANGST, ARNOLD, HOLE, KIELHOLZ, PÖLDINGER u. a. können weitere depressive Phasen bei endogenen Depressionen durch eine vorbeugende Dauermedikation mit den bis heute bekannten Antidepressiva nicht verhütet werden. Nur vereinzelte Autoren (HIPPIUS) berichten, daß durch eine Therapie im freien Intervall mit Imipramin (Tofranil), 25—100 mg pro die, oder Amitriptylin (Laroxyl, Saroten, Tryptizol), 50—100 mg pro die abends, das Auftreten weiterer Phasen verhindert werden kann oder die nächste depressive Episode einen flacheren Verlauf zeigt. HOFF stellte bei einzelnen Kranken fest, daß sich durch die Langzeittherapie im freien Intervall mit einer starken Steigerung der Dosierung im Moment des ersten Wiederauftretens der Depressionsphänomene eine weitere depressive Phase coupieren ließ.

Verschiedene Beobachtungen deuten andererseits darauf hin, daß bei Dauertherapien während eines freien Intervalls die nächste Phase gegen das bisher verabreichte Antidepressivum therapieresistenter wird, so daß es empfehlenswert ist, die Pharmaka zu wechseln.

Die einzige bis heute erfolgversprechende, vorbeugende, einigermaßen fundierte Dauertherapie, nämlich mit Lithiumsalzen, wurde von SCHOU in die Psychiatrie eingeführt. SCHOU, HARTIGAN und BAASTROP zeigten, daß es durch Langzeittherapie mit Lithiumsalzen gelingen kann, das Auftreten weiterer Phasen zu verhindern oder wenigstens einen flacheren und verkürzten Verlauf zu erzielen. Lithium ist eine rein vorbeugende Behandlung und wirkt auf schon bestehende Phasen nicht antidepressiv.

Nach Untersuchungen verschiedener Autoren (ANGST, BAASTROP, FRIES, SCHOU, WHITE u. a.) sprechen die zirkulären Formen der manisch-depressiven Psychosen am besten auf eine Dauertherapie mit Lithium an. An zweiter Stelle folgen die periodischen Depressionen und zum Teil auch andere depressive Zustandsbilder mit endogenen Schwankungen (Mischpsychosen, Legierungspsychosen), als nächstes Depressionen bei Schizophrenien und depressive Verstimmungen endothymer Art. Die Dosierung muß bei jedem Kranken individuell auf Grund des Serum-Lithium-Spiegels eingestellt werden. Es ist deshalb unerläßlich, daß regelmäßige Lithiumkontrollen im Serum durchgeführt werden, anfangs wöchentlich, später monatlich, da ein prophylaktischer Effekt erst ab 0,6 m.val/l zu erwarten ist. Die Lithium-Einstellung beginnt man bei mittlerem Körpergewicht und Alter unter 50 Jahren mit 1mal ½ Tablette Lithiumkarbonat (zu 300 mg) oder Lithiumazetat (zu 536 mg) täglich und steigt langsam bis zu einem Serum-Lithium-Spiegel von über 0,6 m.val/l. Die obere Grenze liegt bei ca. 1,2 m.val/l. Als Präparate sind „Quilonum", „Quilonum ret.", „Hypnorex", „Duriles", sowie die Reinsubstanz als „Lithium-Carbonicum" in Tablettenform im Handel. Es hat sich gezeigt, daß die Nebeneffekte um so geringer bleiben, je langsamer die Einstellung vorgenommen wird (SCHOU, LAUTER, HOLE, SUPPRIAN). Auch bei durchschnittlichen Erhaltungsdosen treten manchmal Nebenwirkungen in Form von Durst und Polyurie, feinschlägigem Tremor, Magen-Darm-Beschwerden, Übelkeit, Völlegefühl,

Diarrhoe, Muskelschwäche, Struma und dermatologische Erscheinungen auf. Ein Absetzen der Langzeitprophylaxe sollte aber immer genau überlegt und nie wegen relativ geringer Nebenwirkungen vorgenommen werden, sondern in Abwägung des Risikos neuer Depressionen einschließlich der dadurch gegebenen Suizidgefahr. Die Lithiumtherapie ist bei Herzmuskelschwäche und Nierenfunktionsstörungen kontraindiziert. Da der Patient vor der Lithiumtherapie internistisch untersucht werden sollte, empfiehlt sich für die Einstellung zumindest am Anfang eine stationäre Aufnahme. — Zur akuten Lithium-Intoxikation siehe S. 105.

7. Therapieresistente Depressionen

Da die Zeitspanne bis zum Wirkungseintritt des antidepressiven Effektes durchschnittlich zwischen 3 Tagen und 3 Wochen schwankt, sollte, um eine Polypragmasie zu vermeiden, eine einmal begonnene antidepressive Therapie mindestens 3 Wochen konsequent durchgeführt werden. Erweist sich eine Depression nach 3 Wochen gegen eine bestimmte thymoleptische Therapie resistent, gelingt es bei ca. 15% der Kranken (ANGST, KIELHOLZ), mit Hilfe eines anderen Antidepressivums doch noch eine Besserung zu erzielen (s. oben). Gelegentlich läßt sich auch mit demselben Antidepressivum durch eine Injektionskur eine Remission erzielen. Bei ca. 10% der therapieresistenten depressiv Kranken kann mit Hilfe intravenöser Tropfinfusionen mit Chlorimipramin (Anafranil), von 1 Ampulle à 25 mg bis zu 8 Ampullen ansteigend, eine Besserung erzwungen werden. Erreicht man bei klinischer Behandlung auch mit einer zweiten antidepressiven Injektionstherapie innerhalb von 3 Wochen keine deutliche Aufhellung des depressiven Syndroms, so ist eine Kombination mit *Elektroschock* indiziert. Die Antidepressiva sollten während der Elektrokonvulsionstherapie weiter verabreicht werden, da übereinstimmend festgestellt wurde, daß eine solche Kombinationsbehandlung schocksparenden Effekt hat. Alle Elektroschockbehandlungen sind in Pentothalnarkose unter dem Schutz curareähnlich wirkender Medikamente wie Succinyl-Cholin durchzuführen. Durch dieses Vorgehen können sowohl Erwartungsangst und postkonvulsive Verwirrtheitszustände als auch chirurgische Komplikationen verhütet werden.

Selbstverständlich muß für den Fall eines Atemstillstandes eine Intubationsmöglichkeit bestehen.

In der Regel genügen 3—6 Konvulsionen, um das depressive Zustandsbild aufzuhellen. Pro Woche sollten, um stärkere amnestische Syndrome zu verhüten, nicht mehr als 2—3 Behandlungen durchgeführt werden. Die Heilkrampftherapie in Narkose und unter Muskelrelaxation läßt sich, falls der Kreislauf gesund ist, auch bei über 65jährigen Patienten anwenden.

Hoffet zeigte, daß die Behandlungsprognose mit Antidepressiva bei den Kernformen der manisch-depressiven Psychosen am besten ist, also bei den periodischen und zirkulären Depressionen, die ein gehemmtes oder ängstlich-agitiertes Bild mit frühem Erwachen, Tagesperiodik, vitaler Traurigkeit, Versündigungs- und Verarmungsideen zeigen. Die ersten und zweiten Erkrankungen sprechen nach unseren Untersuchungen am ehesten auf Antidepressiva an. Die Behandlungsprognose ist hierbei um so ungünstiger, je mehr im depressiven Zustandsbild hypochondrisches Gepräge oder atypische Syndrome, z. B. mit paranoider, katatoniformer oder anankastischer Färbung, überwiegen. Trotz der Entdeckung und Entwicklung vieler neuer Antidepressiva sollten auch die älteren medikamentösen Behandlungsmöglichkeiten nicht völlig vergessen werden. So wirkt bei endogenen Depressionen mit leicht ängstlichem Gepräge Tinktura opii simplex (2%ig), die in aufsteigenden Dosen von 3 x 4 bis 3 x 30 Tropfen gegeben wird, manchmal recht gut. Die Suchtgefahr ist bei Kranken aus dem manisch-depressiven Formenkreis im Gegensatz zu den psychogen Depressiven relativ gering.

8. Begleiterscheinungen und Nebeneffekte

Leider haben alle bis heute bekannten Antidepressiva verschiedene Begleiterscheinungen und Nebeneffekte, die in ihrer Intensität ungefähr parallel zur Dosierung gehen und bei *alten Patienten* besonders stark ausgeprägt sind. Die Nebenwirkungen zeigen sich zudem in der Regel um so deutlicher, je weniger tief das depressive Zustandsbild ist. Sie nehmen auch parallel zu der Aufhellung der Depression zu und sind bei nicht depressiven Menschen am stärksten ausgeprägt (Grünthal, Angst, Pöldinger). Die Kranken müssen deshalb, wie schon erwähnt, besonders bei ambulanter Behandlung im

V. Therapie der depressiven Zustandsbilder

voraus auf die zu erwartenden Begleiterscheinungen und Nebeneffekte aufmerksam gemacht werden, da sie sonst das Vertrauen zum behandelnden Arzt und zum Medikament verlieren und die Medikation von sich aus einfach absetzen.

Art der Begleiterscheinungen	MAO - Hemmer	Antidepressiva antriebsteigernde	Antidepressiva angstdämpfende
Extrapyramidale Symptome:			
Tremor	-	(+)	+
Parkinson - Syndrom	-	-	-
Vegetative Symptome:			
Orthostatische Hypotonie	+++	(+)	++
Hypertone Krisen	+	-	-
Mundtrockenheit	-	+	+++
Schwitzen	(+)	+	+++
Akkomodationsstörungen	-	+	+++
Allgemeinbefinden:			
Müdigkeit u. Somnolenz	-	-	+
Innere Unruhe	++	++	(+)
Psychopathologische Symptome:			
Aktivierung schizophrener Symptome	++	++	(+)
Umschlagen depressiver in manische Phasen	+	++	+
Delirien	-	+	++
Wechselwirkungen:			
Verstärkung der Alkoholwirkung	-	(+)	++
Wechselweise Inkompatibilität zwischen MAO-Hemmern und Antidepressiva	++	+	+
Inkompatibilität mit Käse	+	-	-

Abb. 12: Nebeneffekte und Begleiterscheinungen.

Abbildung 12 zeigt in schematischer Darstellung die Begleiterscheinungen der Antidepressiva, die bei den primär stimmungshebenden Antidepressiva ungefähr zwischen denen bei den antriebssteigernden und angstdämpfenden liegen. Die jeweiligen Begleiterscheinungen erfordern auch eine Verordnung je nach *Wirkungsprofil*, also nicht einfach 3 x täglich dieselbe Dosis. Wie aus Abbildung 12 ersichtlich, führen die primär *antriebssteigernden* Antidepressiva zu innerer Unruhe und verstärken die Schlafstörungen. Sie sollten deshalb nur morgens und mittags verordnet werden. Antidepressiva mit *angstdämpfender* Wirkung hingegen führen zu Schläfrigkeit, Schwindelgefühl und Neigung zu orthostatischem Kollaps. Wegen ihres sedierenden, schlafanstoßenden Effektes sollten sie tagsüber niedrig und abends höher dosiert werden. Auf die Wichtigkeit des Zeitpunktes der Verabreichung haben KIELHOLZ und KUHN speziell hingewiesen.

Alle Antidepressiva rufen vegetative Symptome wie Trockenheit des Mundes, Schwitzen, Tachykardie, Akkomodationsstörungen, feinschlägigen Tremor und gelegentlich auch Miktionsstörungen hervor. Im Verlauf der antidepressiven Therapie nehmen diese Begleiterscheinungen in der Regel langsam wieder ab. Die vegetativen Symptome vom adrenergen Typ können mit Hydergin oder Dihydroergotamin (Dihydergot), 3 x 5—20 Tropfen täglich, vermindert werden. FREYHAN u. a. haben bei chronischer Verabreichung insbesondere von angstdämpfenden Antidepressiva auch eine Beeinträchtigung der Libido und der Potenz festgestellt. Verschiedene Autoren (HELMCHEN, BENTE und PFEIFFER) glauben, daß man deliröse Zustandsbilder als charakteristische Nebenwirkungen der Antidepressiva aufzufassen habe, ähnlich dem Parkinsonismus bei Neuroleptika. Untersuchungen von KAHR, BATTEGAY und PÖLDINGER haben außerdem gezeigt, daß initial hohe und parenterale Applikationen von Antidepressiva mit angstlösender Wirkungskomponente besonders bei alten Patienten und bei Kranken mit organischen Gehirnschädigungen das Auftreten solcher deliröser Zustandsbilder begünstigen.

Besondere Vorsicht ist bei der Behandlung mit Monoaminooxydasehemmern geboten. Die Therapie wird hier oft durch protrahierte Hypotonien, langdauernde Kollapszustände, Insomnie, innere Unruhe und deliriöse Zustandsbilder kompliziert. Bei der Behandlung der Hypotonien, die durch Monoaminooxydasehemmer hervorgerufen werden, darf Adrenalin nicht und Noradrenalin nur mit größter Vorsicht verwendet werden, da sonst gefährliche hypertone Krisen auftreten können. Durch die Monoaminooxydasehemmung wird der Abbau adrenerger Amine blockiert, so daß sie verstärkt zur Wirkung kommen und zu zerebralen Blutungen führen können. Bei Kranken mit Leberschädigungen oder durchgemachter Virushepatitis sind Monoaminooxydasehemmer ebenfalls kontraindiziert, obwohl die noch im Handel befindlichen in normalen klinischen Dosen nicht hepatotoxisch wirken. Eine weitere Komplikation der Therapie mit Monoaminooxydasehemmern besteht in Inkompatibilitätserscheinungen zwischen dieser Medikamentengruppe und phenothiazinähnlichen Antidepressiva. So verbietet sich, nachdem die Behandlung mit Monoaminooxydasehemmern eingeleitet wurde, eine Kombination mit Desipramin (Pertofran, Norpramin), Imipramin (Tofranil) und Amitripylin (Laroxyl, Saroten, Tryptizol) wegen der Gefahr schwerer Verwirrtheitszustände mit protrahiertem Kreislaufkollaps. Bei einem Wechsel von Monoaminooxydasehemmern auf andere Antidepressiva muß mindestens eine 14tägige Pause eingeschaltet werden. In neuerer Zeit wurde besonders von englischen Autoren (FOSTER und DAVIES) auch auf Inkompatibilitätserscheinungen zwischen Monoaminooxydasehemmern und Käse, welche viel Tyrosin — eine Vorstufe von Adrenalin — enthalten, aufmerksam gemacht. Wegen all dieser gefährlichen Begleiterscheinungen und der Unmöglichkeit der Kombination mit anderen Antidepressiva werden die Monoaminooxydasehemmer bei der Therapie der Depressionen in Europa immer seltener verwendet.

Unter der Behandlung mit antriebssteigernden Antidepressiva, vor allem mit Monoaminooxydasehemmern, kommt es bei endogenen Depressionen gelegentlich zu einem Umschlag in eine manische Phase. Handelt es sich nicht nur um leichte hypomanische Nachschwankungen, wie sie nach dem Abklingen schwerer Depressionen oft beobachtet werden können, so ist auf eine neuroleptische Behandlung überzugehen.

Depressive Schizophrenien sollten primär mit Neuroleptika wie Chlorpromazin (Largactil, Megaphen), Thioridazin (Melleril) behandelt werden. Besonders paranoide Schizophrenien sprechen auf Antidepressiva in der Regel nicht an, sondern sie können durch diese sogar exazerbieren (BATTEGAY, FLÜGEL, HEINRICH). Sind die depressiven Symptome im Zusammenhang mit Wahnideen, Halluzinationen oder einer quälenden Krankheitseinsicht mehr psychoreaktiv bedingt, so bilden sie sich parallel zur Besserung des schizophrenen Grundprozesses zurück. Zeigt dagegen die Depression mehr endogenen Charakter und bleibt sie nach dem Abklingen der schizophrenen Symptomatik bestehen, ist sekundär eine Kombinationsbehandlung mit Antidepressiva indiziert.

Da gewisse Thymoleptika die Krampfbereitschaft intensivieren (s. Abb. 9), muß bei der Behandlung von dysphorischen Verstimmungen bei Epileptikern eventuell die Dosis der gleichzeitig verabreichten Antiepileptika erhöht werden.

9. Allgemeine therapeutische Maßnahmen

a) Behandlung der Schlafstörungen

Bei allen depressiven Kranken ist vor allem für einen angemessenen Schlaf zu sorgen, damit sie wenigstens während der Nacht Ruhe finden. Die Schlafstörungen sind besonders qualvoll, denn nachts finden sich die Patienten mit sich selbst allein, so daß ihre Gedanken immer mehr um depressive Themen kreisen. Vor Beginn einer wirksamen Therapie muß zunächst die Art der Schlafstörung geklärt werden, wobei man drei verschiedene Typen unterscheidet:

Einschlafstörungen, die besonders bei psychogenen Depressionen beobachtet werden. Die Kranken schrecken häufig in dem Moment zusammen, in dem sie einschlafen zu können glauben. Dadurch entsteht eine zunehmende Erwartungsangst, überhaupt nicht schlafen zu können, die dann ihrerseits wiederum, in einer Art circulus vitiosus, jedes Einschlafen verunmöglicht.

Durchschlafstörungen („zerhackter" Schlaf), die bei allen Depressionsarten auftreten können. Die Patienten schlafen ganz oberflächlich und wachen immer wieder auf. Sie haben oft am Morgen das Gefühl, überhaupt nicht geschlafen zu haben.

Frühes Erwachen, unter dem besonders endogen Depressive oft leiden; sie schlafen relativ rasch ein, schrecken in den frühen Morgenstunden auf und bleiben dann, unter der erneut depressiven Stimmung („Morgentief"), hellwach. Ihre Gedanken beginnen um die depressiven Inhalte zu kreisen und sind erfüllt von Angst vor den Aufgaben des bevorstehenden Tages.

Einschlafstörungen müssen zunächst mit anxiolytischen Antidepressiva, wenn notwendig kombiniert mit Thioridazin (Melleril), Opipramol (Insidon) oder Diazepam (Valium) behandelt werden. Nur wenn mit dieser Medikation kein genügender Schlaf erzielt werden kann, sollte mit kurz wirkenden Barbituraten, z. B. Hexobarbital (Evipan) kombiniert werden. Bei *Durchschlafstörungen* und *frühem Erwachen* haben sich Laevomepromazin (Nozinan, Neurocil), Chlorprothixen (Taractan, Truxal), Chlorpromazin (Largactil, Megaphen) oder Meprobamat (Equanil, Miltown, Quaname, Pertranquil) bewährt. Sind die Schlafstörungen sehr hartnäckig, können die erwähnten Medikamente, da sie die Wirkung der Hypnotika potenzieren, mit kleinen Dosen Natriumbarbital (Medinal), Heptabarbital (Medomin), Methyprylon (Noludar), Pyrithyldion (Persedon), Glutethimid (Doriden) — gelegentlich genügt auch Baldrian — kombiniert werden.

Bei der ambulanten Verordnung von Hypnotika sollte wegen der Suizidgefahr an Depressive kein Rezept ohne den Vermerk „ne repetetur" abgegeben werden.

b) Behandlung der Magen-Darm-Störungen

Bei fast allen depressiven Zustandsbildern läßt sich oft ein hartnäckiger *Appetitmangel* mit entsprechendem *Gewichtsverlust* nachweisen. Ist der Allgemeinzustand stark reduziert, empfiehlt sich ein Versuch mit appetitanregenden und roborierenden Pharmaka. In der ambulanten Behandlung gelangen zu diesem Zweck häufig anabol wirkende Steroide oder Kombinationspräparate verschiedener Vitamine, vor allem Vitamin C, zur Anwendung. Bei körperlich stark reduzierten hospitalisierten Kranken haben sich Insulin-Mastkuren bewährt. Den Patienten wird morgens 7 Uhr nüchtern diejenige Insulindosis injiziert, welche sie in einen entspannten Ruhe- und Somnolenzzustand, verbunden mit leichtem Schwitzen und starker Appetitanregung, versetzt (zwischen 4—20 Einheiten). Meist vermindert sich hierbei auch die begleitende Angst. Gegen 10 Uhr wird die leichte Hypoglykämie durch Traubenzucker per os und anschließendes Frühstück abgebrochen.

Bei fast allen gehemmt-depressiven Zustandsbildern besteht hartnäckige *Obstipation;* je nachdem, ob sie spastisch oder schlaff ist, sollte sie mit geeigneten Laxantien bekämpft werden. Der Magen-Darm-Tätigkeit ist überhaupt stets volle Beachtung zu schenken, da sie starke Rückwirkungen auf Appetit und Allgemeinbefinden zeigt.

c) Physiotherapie bei Kranken mit depressiven Zustandsbildern

Angst und psychomotorische Hemmung führen oft zu muskulären Verspannungen mit Schmerzsyndromen verschiedener Art, insbesondere Spannungskopfschmerzen, Nackenschmerzen, Cervikalschultersymptomen und Kreuzschmerzen. Diese muskulären Verspannungen können mit heilgymnastischen Maßnahmen günstig beeinflußt werden. Für die Physiotherapie gelten folgende Grundsätze:

1. Schwer depressiv Kranke sollten zunächst *individuell* mit Methoden behandelt werden, die von ihnen keine Aktivität verlangen, also passives Verhalten erlauben. Da vor allem in der Nacken- und Rückenmuskulatur muskuläre Verspannungen festgestellt werden können, ist als erste Stufe der Behandlung eine leichte Muskelmassage in diesen Bereichen indiziert. Untersuchungen von GROELI zeigten, daß Kranke mit ängstlich-depressiven Zustandsbildern besonders gut auf Nackenmassagen ansprechen, Kranke mit Depressionen von apathisch-gehemmtem Gepräge hingegen günstig auf Lumbalmassagen. Die Nackenmassage ist auch indiziert bei Depressiven, die besonders unter Spannungskopfschmerz und cervicalem Schultersyndrom leiden. Kranke mit Schweregefühl und Schmerzen in Armen und Beinen können günstig mit leichter Bewegungstherapie und lockernden Massagen, unter Verwendung von durchblutungsfördernden Salben, beeinflußt werden.

2. Ist die Depression leicht aufgehellt, empfehlen sich als zweite Stufe leichte Atemübungen, um die verspannte, flache Atmung zu vertiefen. Sie können mit Entspannungsübungen, die eine geringfügige Aktivität erfordern und zu einer allgemeinen Muskelentspannung führen, verbunden werden.

3. Erst nach deutlicher Aufhellung der depressiven Stimmungslage und zunehmender Spontanaktivität folgt als dritte Stufe die Eingliederung der Kranken in eine Gymnastikgruppe. Bewegungstherapie, Ballspiele, aber auch gemeinsames Schwimmen lenken von den depressiven Denkinhalten ab. Die Erfahrung hat gezeigt, daß Gymnastik in Gruppen, in denen die neu hinzukommenden Depressiven den schon gebesserten Kranken begegnen, einen guten Einfluß hat.

Viele Kranke erklären nach Abklingen der Depression, daß ihnen die leichten Nacken- respektive Lumbalmassagen und die passiven Bewegungsübungen während der tiefen Depression, auch die Atemübungen und die Gruppengymnastik nach Aufhellung der Depression eine große Erleichterung brachten. Einzelne Kranke äußern sogar die Überzeugung, daß sie durch die Physiotherapie von der Depression geheilt worden seien.

10. Akute Intoxikationen mit Antidepressiva und Lithium

Leider kommt es gerade mit Antidepressiva immer wieder zu akuten Intoxikationen, weil sie für den depressiven Kranken stets greifbar sind und somit leicht in suizidaler Absicht eingenommen werden können (IM OBERSTEG, BÄUMLER). Ferner beobachtet man akzidentelle Vergiftungen, besonders bei Kleinkindern, da diese Pharmaka, wie andere Medikamente auch, oft nicht sorgfältig genug aufbewahrt werden.

Bei Intoxikationen mit Antidepressiva können sich folgende Vergiftungserscheinungen zeigen:

a) Komatöse Zustandsbilder mit Blutdruckabfall
b) Delirante oder andere motorische Erregungszustände
c) Epileptische Anfälle in Serien
d) Anfallsartige Muskelkrämpfe, besonders im Masseter- und Erector-trunci-Bereich
e) Vegetative Reizsyndrome (Tachykardie, Hypersalivation, Schwitzen usw.)
f) Arrhythmien als Folge kardialer Erregungsbildungs- und Erregungsüberleitungsstörungen.

Bei komatösen Zustandsbildern mit *Kreislaufkollaps* muß bedacht werden, daß manche Antidepressiva die peripheren Synapsen für Noradrenalin sensibilisieren. Noradrenalin und andere adrenerge Substanzen dürfen daher nur mit äußerster Vorsicht und in steuerbarer Form (Infusionen) verabreicht werden, um den Umschlag in hypertone Krisen zu vermeiden (siehe S. 94 und 95). Diese Bedenken bestehen hingegen beim Hypertensin nicht.

Erregungszustände können mit Diazepam (Valium), 10—30 mg i.m. oder mit Promazin (Prazine, Protactyl), 50—150 mg, i.v. oder i.m., oder auch mit anderen Neuroleptika gedämpft werden. *Epileptische Anfälle* beherrscht man gut durch Barbiturate, z. B. 2—4 cm^3 Isamin, zur Hälfte i.v. und i.m. Auch Mestinon® hat sich als Antidot bei Intoxikationen mit Antidepressiva, speziell bei epileptischen Anfällen und Reizüberleitungsstörungen am Herzen, bewährt. Bei schweren anfallsartigen *Muskelkrämpfen*, vor allem im Masseter-Bereich, kommen Antiparkinsonmittel (Akineton, Mephenamin), i.v. oder i.m., in Frage. *Vegetative Reizsyndrome*, vorwiegend adrenerger Art, sprechen meist auf Hydergin oder Dihydergot an.

Alle mit Antidepressiva akut intoxikierten Kranken sollten, wenn immer möglich, hospitalisiert werden, da eine dauernde Überwachung sowie eine Behandlung mit Tropfinfusionen notwendig ist.

Beim Auftreten von Intoxikationserscheinungen im Rahmen der *Lithium*-Therapie (siehe S. 95 f.) muß sofort der Serumspiegel bestimmt und die Lithium-Applikation abgebrochen werden. Die Intoxikation läuft meist über verstärkte Übelkeit, Erbrechen, Müdigkeit, grobschlägigen Tremor, Durchfälle und Dysarthrie an und führt auf ihrem Höhepunkt zu Bewußtseinstrübung, Muskelhypertonie, faszikulären Zuckungen, Streckkrämpfen und ins Koma. Sie fängt in der Regel bei Serumwerten über 2 mäq/l an und tritt allgemein dann auf, wenn mehr Lithium zugeführt wurde, als die Nieren ausscheiden können. Spezifische Gegenmaßnahme gibt es nicht, die Behandlung der vollen Vergiftung erfolgt am besten nach denselben Grundsätzen wie bei einer Schlafmittelvergiftung (SCHOU).

Insgesamt sind Lithium-Intoxikationen freilich selten und gehen meist auf eine willkürlich erhöhte Lithium-Dosierung, auf eine plötzliche Umstellung auf salzarme Diät oder auf eine ungenügende Nierenfunktion zurück. Auch bei interkurrenten Infekten und anderen somatischen Ereignissen kann der Lithiumhaushalt entsprechende Störungen erfahren. Die Patienten sollten dahingehend instruiert werden, daß sie bei solchen Komplikationen oder beim Auftreten der typischen Symptome von sich aus zur Kontrolle erscheinen bzw. die Durchführung einer Serum-Untersuchung veranlassen.

B. Psychotherapie

1. *Allgemeine Grundsätze*

Ohne Psychotherapie, im erweiterten Sinne des Wortes, ist eine Depressionsbehandlung nicht möglich. Die Psychopharmaka leisten in der Therapie der Depressionen wertvolle Hilfe, sie können aber niemals die Psychotherapie ersetzen. Wie Placebo-Versuche zeigten, hängt der Erfolg der Medikation nicht nur vom Medikament, sondern auch von der Persönlichkeit des Arztes, der es verordnet, ab. Die Psychotherapie muß gegenüber der somatischen Behandlung um so intensiver zur Anwendung kommen, je mehr seelische Faktoren in der Genese des depressiven Zustandsbildes im Vordergrund stehen (LABHARDT, LEMPÉRIÈRE). Eine solche seelische Behandlung der Depressionen ist nicht etwa ausschließlich die Domäne des nervenärztlichen Spezialisten, sondern wichtiges Rüstzeug eines jeden Arztes; denn jede Therapie muß den seelischen Nöten der Persönlichkeit Rechnung tragen.

Bei kaum einer anderen Krankheitsgruppe werden so viele Fehler in der Psychotherapie gemacht wie bei den Depressionen. Die Gründe, die zu diesen *Fehlbehandlungen* führen, sind wohl in der Tatsache zu suchen, daß die depressiven Manifestationen einer allgemein-menschlichen, vertrauten Reaktionsweise, der Trauer, so ähnlich sind, daß sie von Angehörigen und Ärzten immer wieder als solche verkannt werden und dadurch zu falschen Ratschlägen verleiten. Wir möchten deshalb, bevor wir auf die eigentliche Psychotherapie der Depressionszustände eingehen, auf die *häufigsten Fehler* hinweisen.

a) Bei allen Depressiven ist es kontraindiziert, den Appell an sie zu richten, „Haltung zu bewahren", „sich zusammenzureißen", „sich nicht gehen zu lassen", „sich durchzubeißen"; denn es ist ihnen ja eben nicht möglich, Haltung zu bewahren und die Umweltssituation zu meistern, da sie infolge ihrer Depression gehemmt, willensgeschwächt und entschlußunfähig und hoffnungslos sind. Ein solcher Appell kann höchstens dazu angetan sein — besonders wenn er vom Arzt kommt, von dem der Patient volles Verständnis erwartet —, die Verzweiflung zu verstärken und dadurch die Suizidgefahr zu erhöhen. Ebenso falsch sind alle Ablenkungs-, Aufheiterungs- und Zerstreuungsversuche, da die Kranken realisieren, daß sie sich in ihrem Innern nun einmal nicht mehr freuen können, so daß auch hierdurch ihre Verzweiflung weiter vertieft wird.

b) Es ist falsch, depressive Kranke in Urlaub zu schicken. In fremder Umgebung finden sie infolge ihrer Gehemmtheit, Egozentrizität und Schüchternheit keinen mitmenschlichen Kontakt, vereinsamen und sinken immer mehr auf sich selbst zurück. Ihre Gedanken engen sich so noch weiter auf die depressive Thematik ein. Deshalb halten es die Depressiven nur einige Tage in der fremden Umgebung aus und kehren dann verzweifelt, ratlos und von der Unheilbarkeit ihrer Krankheit noch mehr überzeugt nach Hause zurück. Die Kranken schildern nach dem Urlaub oft, wie sie die Tage zählten, bis sie wieder nach Hause zurückkehren konnten und wie sie nach den Ferien noch trauriger und hoffnungsloser waren als vor dem Antritt des Urlaubs.

c) Man sollte sich immer an den Grundsatz halten, daß während einer Depression keine lebenswichtigen Entscheidungen getroffen werden dürfen, auch wenn sie vom Kranken noch so dringend gefordert werden. Während eines Depressionszustandes leben oft längst vernarbte Konflikte und überwundene Schwierigkeiten wieder auf. Die Kranken hoffen, sich durch eine möglichst rasche Erledigung von diesen Konflikten und dadurch auch von der Depression befreien zu können und drängen den behandelnden Arzt zu Ratschlägen und zum Handeln. Dabei geht es oft um tiefgreifende und folgenschwere Entschlüsse wie Scheidung der Ehe, Verkauf des Geschäftes, Kündigung der Stellung, Wechsel des Berufes, Hausverkauf oder Umzug in eine andere Wohnung. Die Erfahrung lehrt aber, daß alle diese Konflikte nach Abklingen der Depression in der Regel ohne weiteres bewältigt werden und die Depressiven es nachträglich ihren Mitmenschen und den behandelnden Ärzten verübeln, wenn diese zu einer vorschnellen Entscheidung geraten hatten.

d) Sind bei depressiven Kranken Wahnideen (Versündigungs-, Krankheits-, Verarmungswahn) nachweisbar, so ist es nicht nur zwecklos, sondern gefährlich, ihnen diese ausreden zu wollen. Der depressive Wahn ist ein krankhaft entstandener und zugleich unkorrigierbarer Irrtum und kann deshalb mit logischen Argumenten oder direkten Gegenbeweisen nicht korrigiert werden. Alle Einwände werden vom Kranken widerlegt, er sucht durch neue Beweise seine krankhaften Ideen zu rechtfertigen und vertieft, untermauert und fixiert dadurch erst recht seinen Wahn.

M. BLEULER hat die adäquate Haltung des Arztes bei der Behandlung depressiver Patienten folgendermaßen umschrieben: „Er muß vor allem da sein, er muß für den Kranken da sein, er muß einen Augenblick finden, ganz einfach neben ihm zu stehen, in den Augen des Kranken ruhig und sicher und einsatzbereit." Diese Haltung des Arztes gibt dem Depressiven ein Gefühl des Geborgen- und Geschütztseins in einer hilfs- und einsatzbereiten Umgebung.

2. *Psychotherapie der einzelnen depressiven Zustandsbilder*

a) Psychoreaktive Depressionen

Die reaktiven Depressionen sind, entsprechend ihrer Genese, vorwiegend vom Seelischen her zu behandeln. Wenn die Kranken freilich von der auslösenden Situation her besonders verzweifelt sind, nachts nicht gut schlafen können und durch zermürbendes Kreisen der Gedanken um die quälenden Erlebnisse gemartert werden, ist es trotzdem häufig notwendig, sie durch sedierende Antidepressiva oder Neuroleptika (siehe Tab. 5) zu beruhigen. Bei den reaktiven Depressionen ist die *erste Aussprache* über das auslösende Erlebnis von größter Wichtigkeit, da eine emotionelle Abreaktion der Kranken nur möglich ist, wenn sie fühlen, daß ihre Nöte und Sorgen verstanden und ernst genommen werden. Sie sollen sich jedoch über ihre Psychotraumata und die dadurch entstandene Lebenssituation, über ihre mitmenschlichen Beziehungen und ihre Zukunftssorgen nicht nur gründlich aussprechen, sondern zudem auch ihre Gefühle ausstrahlen lassen können. Es ist der affektive Kontakt zwischen Arzt und Krankem und die durch ihn entstehende Vertrauensbasis, was vor allem entspannend, lindernd, erleichternd und sichernd wirkt. Die quälenden Konflikte müssen durch wiederholte Aussprachen von allen Seiten her immer wieder durchgearbeitet

2. Psychotherapie der einzelnen depressiven Zustandsbilder 109

und affektiv geäußert, neutralisiert und objektiviert werden. Ist das vielfältige Motivationsgefüge, das den depressiven Zustand bedingte, voll erfaßt, beginnt erst die schwierigste Phase der Behandlung. Sie besteht darin, den Patienten zu helfen, neue Ausgangspositionen für ihr weiteres Leben zu finden. In der Regel ist es nicht notwendig, wie immer wieder angegeben wird, die Kranken durch Aufrütteln, Erschüttern oder gar energisches Zureden aus ihrer Depression ins Leben zurückzurufen. Sobald die emotional belastenden Erlebnisse einigermaßen neutralisiert sind, suchen sie nämlich den Kontakt mit dem Leben von sich aus wieder, machen in der Regel auch von sich aus Vorschläge zur Wiederaufnahme der Arbeit oder zur Bewältigung der bestehenden schwierigen Situation.

Das Ziel der Behandlung besteht aber nicht nur in der inneren Verarbeitung und äußeren Erledigung des Konfliktes, sondern die Kranken sollten auch durch Schaffung neuer mitmenschlicher Beziehungen, durch Entfaltung und Vermehrung ihrer Interessen und vor allem durch Selbstbesinnung und Selbsterkenntnis eine solche Konsolidierung und Verinnerlichung erfahren, daß sie weitere psychische Konflikte ohne Komplikationen selbst verarbeiten und darüber hinaus den oft verlorenen Zugang zu höheren Werten finden können.

Besonders schwierig ist die *Gesprächsführung* bei jenen psychogen Depressiven, die in erster Linie *somatische Störungen* zeigen. Sie sind von der Macht der körperlichen Symptomatik oft so beeindruckt, daß sie einen psychischen Ursprung ihrer Störungen nicht akzeptieren können. Die Patienten haben dann die Tendenz, nur über ihre körperlichen Störungen zu sprechen und erwarten auch Besserung und Heilung ausschließlich von einer somatischen Therapie. Praktisch kann bei diesen Kranken so vorgegangen werden, daß man sie zunächst diejenigen Symptome schildern läßt, die sie zum Arzt führten. Man erklärt ihnen dann, daß man ihre Störungen unter einem lebensgeschichtlichen Aspekt betrachten möchte und bittet sie, über ihr Leben, über Eltern und Geschwister, über Ehegatten und Arbeitswelt usw. zu erzählen. Dies soll aber kein Ausfragen sein, sondern der Kranke soll nur durch Stichworte zum Berichten angeregt werden (BALINT, MEERWEIN). Je stärker die Somatisierung des depressiven Zustandsbildes ist, desto bewußtseinsferner und unzugänglicher sind die zugrunde liegenden Erlebnisse. Das Ziel der Psychotherapie besteht darin, daß der Patient im Dialog mit dem Arzt tiefere Einsicht in seine eigentliche Lebensnot erlangt und so Möglichkeiten zur Lösung seiner Konflikte zu sehen bekommt. Für das hinhörende und anteilnehmende Gespräch ist die Kenntnis der häufigsten Konflikte eine wesentliche Hilfe, da während der Aussprache stichwortartige Fragen auf diese Probleme hinführen sollten. Bei den Frauen überwiegen eindeutig Störungen im Bereich des Liebes- und Sexuallebens, ferner auch Hemmung des Besitzstrebens mit den entsprechenden Schwierigkeiten. Bei den Männern sind es häufig Ehrgeiz- und Rivalitätsfragen, also Probleme des Geltungs- und Machtstrebens.

Das Vorherrschen solcher psychogener somatischer Störungen läßt es besonders verfehlt erscheinen, durch voreilige Fragen und Vorschläge auf eine Lösung der Konflikte zu tendieren. Ein Vorstoß in dieser Richtung löst in der Regel bei den Kranken sofort eine heftige Abwehr aus. Der Patient muß vielmehr im Laufe des Gespräches von selbst dazu kommen, die Zusammenhänge aus eigener Einsicht heraus zu erkennen und zu erleben. Nur dann führen diese Erkenntnisse zu einer Aufhellung des depressiven Zustandsbildes. Das Entscheidende bei diesen psychogenen somatischen Störungen ist, wie gesagt, ruhiges, anteilnehmendes Zuhörenkönnen. Es sollen möglichst wenige Hinweise oder gar Deutungen gegeben werden.

b) Erschöpfungsdepressionen

Das erste Ziel der Psychotherapie der Erschöpfungsdepressionen ist, die Kranken von der Notwendigkeit einer Behandlung zu überzeugen. Meist ist es ihnen wegen ihrer Übergewissenhaftigkeit und Pflichttreue, aber auch wegen ihrer ängstlichen Versagenseinstellung, die sie zwingt, alles selbst zu vollbringen, unvorstellbar, ihre Tätigkeit aufzugeben, um sich einmal richtig auszuruhen. Es ist auch oft erstaunlich, zu sehen, wie selbst gebildete Menschen glauben, daß jede depressive Verstimmung durch Willensimpulse überwunden werden könne. Häufig gelingt es dann, die Patienten von der Notwendigkeit einer Erholung zu überzeugen, wenn man ihnen auseinandersetzt, daß das depressive Zustandsbild nichts anderes als eine Schaltung auf Schonung darstellt. „Das Gehirn schützt sich vor Überbeanspruchung durch traurige Stimmung und Hemmung aller psychischen Funktionen, d. h. eine allgemeine Leistungsherabsetzung." Oft kann man die Kranken auch wesentlich beruhigen, indem man einerseits ihre körperlichen Symptome vom psychischen Zustand ableitet und verständlich macht und ihnen andererseits aufzeigt, daß diese ungefährliche vegetative Innervationsstörungen darstellen. Man ist immer wieder darüber erstaunt, welche Erleichterung und Beruhigung es für die Patienten bedeutet, wenn sie fühlen und hören, daß man ihre Beschwerden und Ängste genau kennt, und wenn man ihnen erklärt, daß diese zu ihrem depressiven Zustandsbild gehören.

Entscheidend ist, daß das Gespräch zu einer Zeit geführt wird, in der der Arzt nicht dauernd gestört wird und mit innerer Ruhe und voller Aufmerksamkeit hinhören kann. Verfehlt sind auch hier voreilige Fragen und Vorschläge für die Lösung der Schwierigkeiten, zumal Kranke mit Erschöpfungsdepressionen meist schon jahrelang verzweifelt nach einer solchen Lösung suchen. Die Einsicht und die Entscheidung müssen, aus der gewonnenen Distanz heraus und ohne den bisherigen Affektdruck, im Patienten selbst allmählich reifen. Hierzu sollen ihm die wiederholten Gespräche mit dem Arzt behilflich sein.

Nachdem die Kranken genau auf die Nebeneffekte der Medikamente (siehe Abb. 12) hingewiesen wurden, beginnt man mit der parallel laufenden somatischen Therapie. Die Wahl der Antidepressiva richtet sich auch hier nach dem vorherrschenden Gepräge (mehr ängstlich-agitiert oder mehr apathisch-gehemmt, siehe S. 87 f.). Erst wenn die somatische Schon-, Entspannungs- und Stärkungsbehandlung bei den Kranken zu allgemeiner Beruhigung geführt hat, kann mit ihnen die Arbeits- und Milieusituation besprochen und geklärt werden. Dabei läßt sich gerade in unserer Zeit häufig beobachten, daß der immensen emotionellen und beruflichen (einschließlich Haushalt) Inanspruchnahme keine genügenden Entspannungs- und Ausgleichsmöglichkeiten gegenüberstehen.

c) Neurotische Depressionen

Die psychische Behandlung der depressiven Neurosen ist nicht etwa ausschließlich die Domäne des nervenärztlichen Spezialisten. Es bedarf nicht immer einer großen analytischen Psychotherapie, um einem neurotischen Menschen zu helfen. Häufig wissen die Patienten dunkel-ahnend um die Zusammenhänge, und die zugrunde liegenden Konflikte zeigen eine gewisse Bewußtseinsnähe; die depressive Symptomatik kann in diesen Fällen schon dadurch wesentliche Besserung erfahren, daß sich die Kranken endlich frei über ihre Schwierigkeiten und Erlebnisse im ärztlichen Zwiegespräch entäußern können.

Auch die medikamentöse Behandlung zeitigt manchmal eine deutliche Aufhellung des gesamten Depressionszustandes, in deren Gefolge dann psychische Selbstheilungstendenzen einzusetzen beginnen. Sie können durch Aussprachen, in denen der Kranke lernt, seinen Zustand zu objektivieren und sich von ihm zu distanzieren, unterstützt werden. Man sollte sich aber davor hüten, ohne Abklärung des neurotischen Charaktergefüges zu einem unmittelbaren Verständnis der Symptome gelangen zu wollen, da diese bei Infantilneurosen verschlüsselt und einer direkten Einsicht nicht zugänglich sind, so daß eine unmittelbare Deutung meist falsch ist. Außerdem erfüllen die neurotischen Phänomene gewisse Funktionen in der allgemeinen Fehlhaltung und werden deshalb gegen verfrüht aufgedrängte Einsichten verteidigt. Zeigt es sich, daß trotz ärztlichem Zwiegespräch und medikamentöser Behandlung das depressive Zustandsbild nicht aufhellt, so ist in der Regel eine analytische Behandlung nicht zu umgehen.

Die Psychotherapie darf allerdings nicht nur auf die Aufdeckung und Verarbeitung der gegenwärtigen Konflikte, sondern sie muß auch auf die Zukunft des Kranken ausgerichtet sein. Die Lebensziele sollen geklärt, Verständnis und Zuwendung der Nächststehenden geweckt werden. Insbesondere aber ist den Neurotikern zu der Einsicht zu verhelfen, wo für sie die Grenzen des Erreichbaren liegen. Sie sollten sich und ihren Zustand soweit erkennen lernen, daß ihnen die Entfaltung ihrer Wesensart gelingt, ohne hierdurch sogleich in unüberwindliche Schwierigkeiten zu geraten.

Eine Darstellung der psychoanalytischen Verfahren, der Hypnose, des Autogenen Trainings usw. würde viel zu weit führen und den Rahmen dieser Publikation sprengen. Ist eine analytische Therapie indiziert, sollten die Kranken auf jeden Fall dem Facharzt überwiesen werden.

d) Endogene Depressionen und Spätdepressionen

Deutlich depressiv-gehemmte oder ängstlich-agitierte Kranke, falls sie nicht wegen der Suizidgefahr (siehe S. 13 ff.) hospitalisiert werden müssen, bedürfen anfänglich einer absoluten *Schonbehandlung*. Jede Aufgabe, Verpflichtung, Verantwortung und Entscheidung muß ihnen abgenommen werden, selbst jeder Versuch der Zerstreuung, Ablenkung oder gar der Aufheiterung ist schädlich. Da solche Patienten völlig entschlußunfähig sind, empfinden sie es als große Erleichterung, wenn man ihnen ein möglichst einfaches, klares *Tagesprogramm* aufstellt, zum Beispiel wie lange sie liegen bleiben, wann sie ihren Spaziergang unternehmen, wann und wie sie die anfallenden Arbeiten erledigen sollen. Häufig ist es bei deutlich depressiven, aber nicht hospitalisierten Kranken wenigstens notwendig, daß sie zunächst zu Hause bleiben. Auch dann müssen sie sich an ein Tagesprogramm halten. Viele betonen nach der Genesung immer wieder, wie hilfreich ihnen solche genauen Anweisungen waren, da sie zuvor unter dem Gefühl gelitten hatten, sie sollten etwas leisten, und, weil sie es nicht konnten, immer tiefer in die Verzweiflung hineingeraten waren.

Die Klagen und die depressiven Inhalte, auch wenn sie monoton wiederholt werden, sollte man stets geduldig anhören und den Kranken immer wieder beteuern, daß die Depression mit Sicherheit wieder abklingen werde. Viele betonen auch hier nachträglich, wie wohltuend für sie diese stets wiederholte Versicherung war. Im übrigen schreitet die Heilung um so schneller voran, je mehr die Kranken sich in ihren Zustand der Inaktivität ergeben können. Jeder Versuch, aktiv zu sein oder sich gegen die depressive Erstarrung aufzulehnen, führt in der Regel zu einem Rückschlag. Zur Psychotherapie gehört auch, wie schon erwähnt, daß dem Kranken die Behandlung genau erklärt und die Nebeneffekte beschrieben werden. So wäre zum Beispiel zu erwähnen, daß die Antidepressiva nicht sofort wirken, daß die angstdämpfenden Pharmaka zunächst eine müdigkeitsverstärkende Wirkung haben und dadurch die Schlappheit und Energielosigkeit anfänglich noch verstärken können und daß es zu vegetativen Erscheinungen kommen kann.

Erst nachdem die Angst, die Traurigkeit und die Denk- und Willenshemmung in den Hintergrund getreten sind, sollte das Behandlungsprogramm so geändert werden, daß nun einfache, gewohnte Arbeiten miteinbezogen werden. Ist die Depression weitgehend abgeklungen, ist auch eine Aufmunterung oder Anregung, zur Arbeit zurückzukehren, nicht mehr notwendig. Im Gegenteil, die Depressiven neigen in der Regel sehr dazu, ihre Arbeit zu früh aufzunehmen, was häufig infolge Versagens zu einer psychoreaktiven Verschlimmerung des Depressionszustandes führt. Man muß sie überhaupt darauf aufmerksam machen, daß auch in der Rekonvaleszenz plötzliche depressive Nachschwankungen und „schwarze Tage" auftreten können, ohne daß dies einen erneuten Rückfall in die Krankheit bedeutet. Auch während der letzten Etappe sollte sich der Patient laufend beim Arzt über seine aktuellen Probleme aussprechen können, und insbesondere sollte man ihn eindrücklich dazu anhalten, seine Medikation konsequent weiter einzunehmen, auch wenn er sich nicht mehr depressiv fühlt. Erst nach kontrollierten Auslaßversuchen oder langsamem Ausschleichen können die Mittel abgesetzt werden, und in der Regel bedarf es nach dem Abklingen der depressiven Symptomatik noch einer Erhaltungsdosis für längere Zeit, wenn man Rückfälle vermeiden will. Es ist meist auch nicht opportun, diese Patienten nach Klinikaustritt in die Ferien zu schicken. Viel besser ist es, sie in dem ihnen gewohnten häuslichen Rahmen zu belassen.

Bei *periodischen Depressionen* sind die Kranken auf die Möglichkeit weiterer depressiver Phasen aufmerksam zu machen. Sie sollten angewiesen werden, sich sofort wieder zu melden, sobald irgendwelche depressiven Symptome auftreten, besonders im Herbst oder im Frühjahr. Dieser frühzeitigen Wiedererfassung kommt deshalb so große Bedeutung zu, weil die Suizidgefahr zu Beginn der depressiven Phase besonders groß ist (siehe S. 13) und durch Fehlen einer Aussprachemöglichkeit und eines mitmenschlichen Kontaktes wesentlich intensiviert wird.

Eine eigentliche analytische Psychotherapie der endogenen Depressionen wird von den meisten Autoren abgelehnt, ja als kontraindiziert erachtet. Nach unseren Erfahrungen ist es während einer endogen-depressiven Phase oft überhaupt nicht möglich, den Patienten psychoanalytisch zu begegnen. Sie sind nicht imstande, den für die psychoanalytische Therapie unentbehrlichen Dialog zu führen. Die endogene Traurigkeit mit ihrem vitalen Gepräge stellt in der

Regel eine solche Mauer zwischen den Patienten und der Umwelt dar, daß sie oft nicht einmal ein einfacher menschlicher Zuspruch zu durchstoßen vermag. Auch ertragen sie die mit der Psychoanalyse notwendigerweise einhergehenden Versagungen nicht. Es besteht dabei die Gefahr, daß sie vollends verzweifeln und zum Suizid getrieben werden. WEITBRECHT betont, daß es eine Grunderkenntnis der Psychiatrie sei, daß depressive Phasen durch analytische Therapie nicht zu heilen sind. Mehrheitlich herrscht unter den Autoren auch die Auffassung vor, daß es mit einer Psychoanalyse auch während des freien Intervalls nicht gelingt, das erneute Auftreten einer depressiven oder manischen Phase zu verhindern. Indessen berichten verschiedene Psychotherapeuten über die Erfahrung, daß eine im Intervall erfolgende psychoanalytische Erhellung der krankheitsauslösenden Faktoren wie auch der während der Depression durchgemachten Gefühlsnöte eine therapeutisch günstig sich auswirkende Distanz zum depressiven Geschehen zur Folge haben könne. Die Patienten seien so imstande, psychische oder somatische Belastungen eher zu überstehen, ohne daß dadurch eine neue depressive Phase ausgelöst werde, und die mit einer neuen Depressionsphase einhergehenden Qualen besser zu ertragen. Leider fehlen aber noch umfassende vergleichend-katamnestische Untersuchungen, welche die Aussichten einer analytischen Psychotherapie, finde sie während der depressiven Phase oder in den Intervallen statt, klären könnten. Da demgegenüber mit der Pharmakotherapie gesicherte Erfolge in der Behandlung endogener Depressionen erzielt werden können, gehört ihr der Vorrang, wobei eine gleichzeitige betreuende, führende Psychotherapie wie auch eine Orientierung und Beratung der Angehörigen selbstverständlich nie fehlen darf.

3. *Gruppenpsychotherapie*

Es erwies sich von Vorteil, die depressiven Patienten nicht nur individuell, sondern auch in Gruppen zusammen mit gleichermaßen Betroffenen psychotherapeutisch anzugehen (BATTEGAY, JOHNSON). Die im Rahmen der Gruppenpsychotherapie mögliche Identifikation mit den übrigen Mitgliedern, vor allem mit Patienten, deren Zustand sich bereits gebessert hat, ferner die emotionale Partizipation der Beteiligten wie auch die Gelegenheit zu gemeinsamem Handeln mit anderen Depressiven in einem beschützenden sozialen Rahmen führen dazu, daß sich diese Kranken in der Regel erleichtert fühlen und ihre Angst vermindert wird. Allerdings kann bei schwer gehemmten wie auch bei agitierten Depressiven die Kontakt- und Beziehungsfähigkeit derart gestört sein, daß ihre Eingliederung in therapeutische Gruppen erst nach einer vorhergehenden intensiven medikamentösen und individuell psychischen Behandlung möglich ist.

Der Schwerpunkt der Gruppenpsychotherapie liegt bei den Depressiven in der Regel also in der zweiten Behandlungsphase und in der Genesungszeit. Außerdem stellt sie eine überaus brauchbare, zum Teil auch noch zeitsparende Methode der Weiterbetreuung dar. Da die ehemals Kranken durch ihre zwischenmenschlichen Bindungen oft sehr aufeinander achten, gelingt so bei einem erneuten Abgleiten in die Depression vielfach auch eine frühzeitigere Wiedererfassung. Von Vorteil erweist es sich auch, die Angehörigen der Depressiven zu Gruppengesprächen einzuladen. Sie können auf diese Weise die durch die Krankheit ihres Familienmitgliedes entstehenden Sorgen und Nöte in einem teilnehmenden Rahmen äußern, dadurch Erleichterung finden und eventuelle Fehlhaltungen korrigieren.

4. Gestaltungstherapie

Die Depressiven sind in der Regel erst nach einer merklichen Aufhellung der Grundstimmung wieder bereit, selbst etwas zu gestalten. Bei dieser künstlerischen und handwerklichen Tätigkeit, so einfach sie auch sein mag, erleben die Kranken an sich selbst ein Stück wiedergewonnener Aktivität und Lebensbejahung, wenden sich auch von eventuell noch vorhandenen Grübeleien und depressiven Inhalten ab bzw. schaffen zu diesen eben durch ihre Objektivierung eine gewisse Distanz. Selbst eine noch so geringe und flüchtige Freude am eigenen Werk sollte in ihrer Bedeutung für den Heilungsvorgang und das innere Erleben der Patienten nicht unterschätzt werden. Besonders aus Zeichnungen und Malereien können außerdem vom Arzt wertvolle Rückschlüsse auf die Besserung der Depression und oft auch auf die Suizidalität gezogen werden. Zeigen die Zeichnungen noch stark infantile Züge, herrschen schwarze, graue und dunkelblaue Farbtöne vor und werden gar Symbole des Todes oder Katastrophen, Weltuntergang, trostlose, ausweglose Szenen dargestellt, besteht noch eine tiefe Traurigkeit mit Suizidgefahr. Je mehr die Depression abklingt, um so mehr kommt es zur Bevorzugung hellerer Farben. Die dargestellten Landschaften werden bunt, frühlingshaft, die menschlichen Gestalten richten sich auf und streben nach oben, aus Nacht wird Tag.

Die Gestaltungstherapie ist also nicht nur für den Kranken heilsam, sondern sie erlaubt auch dem behandelnden Arzt Rückschlüsse auf die vorherrschende Grundstimmung, wobei eine Dissimulation weitgehend ausgeschlossen ist.

Zusammenfassend läßt sich für die *Therapie der depressiven Zustandsbilder* allgemein feststellen, daß eine fundierte pharmakotherapeutische Indikationsstellung mit Hilfe von Zielsymptomen, unter gleichzeitiger Berücksichtigung der nosologischen Einteilung und in Kombination mit einem behutsamen psychotherapeutischen Vorgehen, die *besten Erfolgsaussichten* gewährleistet. Seit der Entdeckung neuer Antidepressiva sind auf dem Gebiete der Depressionsbehandlung beachtliche Fortschritte erzielt worden. Zwar gelingt es mit ihrer Hilfe trotzdem nicht immer, eine völlige Aufhellung der depressiven Zustandsbilder zu erzwingen, sie sind aber imstande, den Beginn und den Verlauf der Besserung wesentlich zu beschleunigen. Auch gibt es bereits Schutzmöglichkeiten vor neuen depressiven Phasen. Diese Möglichkeit, das subjektive Leiden der Kranken rasch und wirksam lindern zu können, bedeutet bei einer so langdauernden, für den Gesunden fast unvorstellbar qualvollen Krankheit eine kaum zu überschätzende menschliche Hilfe.

So bleibt mir zum Schluß nur zu hoffen, daß alle, die diese knappe diagnostische und therapeutische Wegleitung studieren, die unter den Ärzten noch weit verbreitete Zurückhaltung und Scheu vor der ambulanten Depressionsbehandlung überwinden werden.

Literaturverzeichnis

ABRAHAM, K.: Ansätze zur psychoanalytischen Erforschung und Behandlung des manisch-depressiven Irreseins und verwandter Zustände. Zentralblatt für Psychoanalyse 2, 6, 1912

ANGST, J.: Vergleich der antidepressiven Eigenschaften von Amitriptylin und Imipramin. Psychopharmacologia 4, 389 (1963); Begleiterscheinungen und Nebenwirkungen moderner Psychopharmaka. Praxis 49, 506 (1960); Psychopharmakologie und Familienforschung. Schweiz. Arch. Neur. Psychiat. 91, 267 (1963); Antidepressiver Effekt und genetische Faktoren. Arzneimittelforsch. 14, 496 (1964); Zur Ätiologie und Nosologie endogener depressiver Psychosen. Eine genetische soziologische und klinische Studie. Monographien aus dem Gesamtgebiete der Neurologie und Psychiatrie, Heft 112, Springer Verlag Berlin, 1966

ANGST, J., R. BATTEGAY u. W. PÖLDINGER: Zur Methodik der statistischen Bearbeitung des Therapieverlaufs depressiver Krankheitsbilder. Method. Inform. Med. 3, 54 (1964)

ANGST, J. und W. PÖLDINGER: Vergleichende klinische Erfahrungen mit Protriptylin bei depressiven Verstimmungszuständen verschiedener Genese. Arzneimittelforschung 16, 893–896 (1966)

ANGST, J., A. DITTRICH and P. GROF: Course of endogenous affective psychoses and its modification by prophylactic administration of imipramie and lithium. Intern. Pharmacopsychiat. 2, 1–11 (1969)

ARNOLD, O. H.: Zur Frage der Abwandlung depressiver Verläufe nach Antidepressiva-Therapie. In: Das depressive Syndrom (Hrsg. von H. HIPPIUS und H. SELBACH), S. 575–586 Verlag Urban und Schwarzenberg, München-Berlin-Wien 1969

BAASTROP, P. C. and M. SCHOU: Lithium as a prophylactic agent. Its effect against recurrent depressions and manic-depressive psychoses. Arch. Gen. Psychiat. 16, 162 (1967)

BAEYER, W. VON: Zur Psychopathologie der endogenen Psychosen. Nervenarzt 24, 316 (1953); Erschöpfung und Erschöpftsein. Nervenarzt 32, 193 (1961)

BALINT, M. u. E.: Psychotherapeutische Techniken in der Medizin. Verlag Hans Huber und Ernst Klett, Bern u. Stuttgart 1962

BATTEGAY, R.: Vergleichende Bewertung antidepressiv wirksamer Psychopharmaka unter besonderer Berücksichtigung von Pertofran (Desmethylimipramin). Nervenarzt 34, 371 (1963); Häufigkeit, Differentialdiagnose und Therapie milder Depressionen. Dtsch. med. Wschr. 85, 217 (1960); Gruppenpsychotherapie und klinische Psychiatrie. Verlag S. Karger AG, Basel-New York 1963; Der Mensch in der Gruppe. Band 1, 3. Aufl. H. Huber Verlag, Bern-Stuttgart-Wien 1970; Psychoanalytische Neurosenlehre. H. Huber Verlag, Bern-Stuttgart-Wien 1971

BECK, D.: Vegetative Untersuchungen, Therapie und Prognose der Erschöpfungsdepressionen. Schweiz. Arch. f. Neurol., Neurochir. u. Psychiat. 90, 370 (1962)
BECK, A. T., C. H. WARD, M. MENDELSON, J. MOCK a. J. ERBAUCH: An Inventory for Measuring Depression. Arch. gener. Psychiat. 4, 561 (1961)
BENTE, D. u. W. M. PFEIFFER: Verlaufsdynamische Besonderheiten der Amitriptylin-Medikation unter Berücksichtigung elektroencephalographischer Befunde. Arzneimittelforschung 14, 523 (1964)
BENTE, D., M. P. ENGELMEIER, K. HEINRICH u. W. SCHMITT: Das thymoleptische Wirkungsspektrum am Beispiel des Melitracen. Arzneimittelforschung 16, 321 (1966)
BINDER, H.: Die psychopathischen Dauerzustände und die abnormen seelischen Reaktionen und Entwicklungen. In: Psychiatrie der Gegenwart, Bd. II, Springer-Verlag, Berlin-Göttingen-Heidelberg 1960
BLASER, P., D. LOEW und A. SCHÄUBLIN: Messung der Depressionstiefe mit einem Fragebogen Psychiat. Clinica 1, 299–319.(1968)
BLEULER, M.: Lehrbuch der Psychiatrie. 10. Aufl. Springer-Verlag, Berlin-Göttingen-Heidelberg 1960; Die Depressionen in der ärztlichen Allgemeinpraxis. Benno Schwabe u. Co., Basel 1943
BUMKE, O.: Lehrbuch der Geisteskrankheiten. 4. Aufl., J. F. Bergmann Verlag, München 1936
BÜRGER-PRINZ, H.: Psychopathologische Bemerkungen zu den cyclischen Psychosen. Nervenarzt 21, 505 (1950)
BURLINGHAM, D. u. A. FREUD: Infants without Families; the Case for and against Residential Nurseries. London 1944; Young Children in War-Time; a Year's Work in a Residential War Nursery. London 1962
CAMERON, D. E.: Behavioral changes produced, in patients suffering from chronic tensional anxiety states, by long-continued adrenalin administration. Psychiat. Quart. 21, 261 (1947)
CATTELL, R. B. and H. W. EBER: Handbook for the Sixteen Personality Factor Questionnaire. JPAT Coronado Drive, Champaign, 1957/1969
CORNU, F.: Psychopharmakotherapie. In: Psychiatrie der Gegenwart Bd. I/2. Springer-Verlag, Berlin-Göttingen-Heidelberg 1963
DAHLSTROM, W. G. and G. Sch. WELSH: An MMPI Handbook. 4th print. Minnesota Press, St. Paul 1968
DAVIES, F.: Sideeffects of Phenelzine. Brit. med. J. II, 1019 (1960); Tranylcypromine and Cheese, Lancet 2, 691 (1963)
DELAY, J., P. PICHOT, R. MIROUZE et J. M. PEYROUZET: La nosologie des états dépressifs rapports entre l'étiologie et la sémiologie. l'Encéphale 52, 481 (1963)
DENIKER, P.: Traitement des états dépressifs. La Revue du Practicien XIII, 25 (1963)
DICKGANS, G.: Vegetative Depression. Dtsch. med. Wschr. 77, 160 (1952)
DOTZAUER, G., H. GOEBBELS u. H. LEGEWIE: Selbstmord und Selbstmordversuch. Münch. med. Wschr. 105, 973 (1963)
DREYFUS, G. L.: Die Melancholie; ein Zustandsbild des manisch-depressiven Irreseins. Gustav Fischer Verlag, Jena 1907

FAHRENBERG, J. und H. SELG: Das Freiburger Persönlichkeitsinventar. FPI-Handanweisung. Verlag für Psychologie (Dr. C. J. Hogrefe), Göttingen 1970

FLÜGEL, F.: Die medikamentöse Therapie der endogenen Psychosen. Nervenarzt 30, 241 (1959)

FLÜGEL, F. u. D. BENTE: Das akinetisch-abulische Syndrom und seine Bedeutung für die pharmakologisch-psychiatrische Forschung. Dtsch. med. Wschr. *81*, 2071 (1956)

FOSTER, A. R.: Tranylcypromine and Cheese. Lancet 2, 463 (1963)

FREUD, A.: Einführung in die Technik der Kinderanalyse. Internat. Psychoanalyt. Verlag, Wien 1929

FREUD, S.: Trauer und Melancholie. In: Werke aus den Jahren 1913–1917, Bd. 10 der „Gesammelten Werke", S. 428, London 1946; Hemmung, Symptom und Angst. Franz Deuticke Verlag, Wien 1926

FREYHAN, F. A.: The influence of specific and non-specific factors on the clinical effects of psychotropic drugs. Neuro-Psychopharmacology Band 2, S. 189, Elsevier Amsterdam-London-New York-Princeton 1961; Clinical Effectiveness of Tofranil in the Treatment of Depressive Psychoses. Canadian Psychiatric Association Journal 4, Suppl. 86 (1959); Die moderne psychiatrische Behandlung von Depressionen. Nervenarzt *31*, 112 (1960)

FRIES, H.: Experience with Lithium carbonate treatment at a psychiatric department in the period 1964–1967. Acta Psychiat. Scand. Suppl. 207, 41 (1969)

FROEHLICH, R.: Körperliche Beschwerden depressiver Patienten vor Beginn einer stationären Behandlung. Dissertation, Basel 1970

FROMM, E.: The Fear of Freedom. Kegan Paul, Trench, Trubner u. Co. Ltd., London 1943

GEORGI, F.: Psycho-Physische Korrelationen. I. Die Tagesrhythmik des Cholesterinspiegels bei endogenen Psychosen. Schweiz. med. Wschr. 74, 593 (1944)

GLATZEL, J.: Über zyklothyme Depressionen mit vegetativer Symptomatik. Fortschr. Neurol. Psychiat. *35*, 441 (1967)

GROELI, Y.: Zur Begründung und Indikationsstellung der Massage in der Therapie depressiver Patienten. Dissertation, Basel 1971

GROF, P. und O. VINAŘ: Methode zur ersten Bewertung (early evaluation) des klinischen Effektes von antidepressiv wirkenden Psychopharmaka. Wien. Z. Nervenheilk. 24, 140–145 (1966)

GRÜNTHAL, E.: Untersuchungen über die besondere psychologische Wirkung des Tofranil. Psychiat. Neurol. *136*, 402 (1958)

HAASE, H. J.: Die Beeinflussung psychomotorischer Aktivität bei neuroleptischer und antidepressiver Behandlung. Nervenarzt *33*, 116 (1962); Über Vorkommen und Deutung des psychomotorischen Parkinsonsyndroms bei Megaphen- bzw. Largactil-Dauerbehandlung. Nervenarzt *25*, 486 (1954)

HAEFNER, H.: Die existentielle Depression. Arch. Psychiat. Nervenkr. *191*, 351 (1954)

HAMILTON, M.: A rating scale for depression. J. Neurol., Neurosurg. Psychiat. 23, 56 (1960)

HARRER, G.: Zur Inkompatibilität zwischen Monoaminoxydasehemmern und Imipramin. Wien. med. Wschr. *111*, 551 (1961); Möglichkeiten und Gefahren bei der kombinierten Behandlung von Depressionszuständen mit MAO-Hemmern und anderen Antidepressiva. Schweiz. Arch. Neurol. 94, 417 (1964)
HARTIGAN, G. P.: The use of lithium salts in affective disorders. Brit. J. Psychiat. 109, 810—814 (1963)
HAUSER, G. A.: Die Rolle des neurovegetativen Nervensystems in der Gynäkologie und Geburtshilfe. Fortschr. Geburtsh. Gynäk. 10, S. Karger AG., Basel-New York 1960
HEINRICH, K.: Zur Symptomprovokation in der Therapie der Schizophrenie. Proc. III. World Congr. Psychiat. Montreal, S. 1105 (1961); Die maskierten Depressionen. In: Depressive Erkrankungen (4. Veldener Symposium), S. 32—36, Verlag Banaschewski, München 1970
HELMCHEN, H.: Über zentralnervöse Dekompensation bei psychiatrischer Pharmakotherapie als Beitrag zur Experimentellen Psychiatrie. Fortschr. Neurol. Psychiat. 31, 160 (1963); Die Erkennung von Depressionen in der Allgemeinpraxis. Dtsch. Med. J. 20, 57 (1969)
HEMPEL, J.: Die vegetativ-dystone Depression. Nervenarzt 10, 22 (1937)
HEMPHILL, R. E.: Studies in certain pathophysiological and psychological phenomena in convulsive therapy. J. ment. Sci. 86, 799 (1940)
HESS, W. R.: Das Zwischenhirn. Syndrome, Lokalisation, Funktionen. Benno Schwabe Verlag, Basel 1949
HIPPIUS, H.: Therapeutische Fragen bei phasischen Psychosen. In: „Probleme der phasischen Psychosen", Forum der Psychiatrie Nr. 2. Enke Verlag, Stuttgart 1961
HIPPIUS, H.: Die Antidepressiva und ihre Indikationsgebiete. Therap. Umschau 25, 21 (1968)
HIPPIUS, H. und H. SELBACH (Hrsg.): Das depressive Syndrom. Verlag Urban & Schwarzenberg, München-Berlin-Wien 1969
HIPPIUS, H. u. H. JANTZ: Die heutige Behandlung der Depressionen. Nervenarzt 30, 466 (1959)
HOCH, P. H. u. L. B. KALINOWSKY: Schockbehandlung, Psychochirurgie und andere somatische Behandlungsverfahren in der Psychiatrie. Hans Huber Verlag, Bern u. Stuttgart 1952
HOFF, H.: Therapeutische Fortschritte in der Neurologie und Psychiatrie. Urban & Schwarzenberg, Wien 1960
HOFFET, H.: Beitrag zur Behandlung der Depressionen. Typologische Gliederung depressiver Syndrome und somatotherapeutische Indikationsstellung. Bibl. Psychiat. Neurol., Fasc. 115, S. Karger AG., Basel-New York 1962
HOLE, G.: Pathologische Versündigungsideen und echte Versündigung bei endogenen, reaktiven und Involutionsdepressionen. Diss., Bonn 1962; Grundzüge der Depressionsdiagnostik. Med. Mschr. 22, 443—448 (1968); Moderne Therapie der Depressionen. Med. Mschr. 23, 205—213 (1969); Zur Lithium-Prophylaxe der Depressionen: Durchführung in der Praxis. Med. Mschr. 24, 532—535 (1970)
HORNEY, K.: Neue Wege in der Psychoanalyse, aus dem Englischen übersetzt von NEUMANN, H., Kilpper-Verlag, Stuttgart 1951

IM OBERSTEG, J.: Das Selbstmordproblem in der gerichtlichen Medizin. Schweiz. med. Wschr. *85*, 1013 (1955); Zur Frage „Selbstmord und Witterung". Dtsch. Z. f. gerichtl. Med. *46*, 18 (1957)

IM OBERSTEG, J. u. J. BÄUMLER: Über Suizidversuche mit Psychopharmaka. Münch. med. Wschr. *106*, 969 (1964)

JOHNSON, J. A.: Group Therapy, a practical approach. McGraw-Hill Book Company, Inc. New York-Toronto-London

JORDAN, J. u. G. A. HAUSER: Der Wert des Adrenalintests in der neurovegetativen Diagnostik. Schweiz. med. Wschr. *92*, 676 (1962)

JUNG, C. G.: Welt der Psyche. Eine Auswahl zur Einführung. Rascher & Cie. AG., Zürich 1954

KAHR, H., R. BATTEGAY und W. PÖLDINGER: Psychopathologische Komplikationen bei Antidepressivamedikation. Arzneimittelforschung *16*, 242 (1966)

KALLMANN, F. J.: Heredity in Health and Mental Disorder. Norton & Co., New York 1953

KEHRER, F.: Methodische Fragen und Gesichtspunkte der heutigen Psychiatrie. Z. ges. Neur. Psychiat. *81*, 431 (1923)

KIELHOLZ, P.: Über die Therapie der depressiven Zustandsbilder. Schweiz. Arch. f. Neur., Neurochir. u. Psychiat. *94*, 410 (1964); Diagnostik und Therapie der sogenannten klimakterischen Depressionen. Geburtsh. u. Frauenhk. *20*, 6 (1960); Psychiatrische Pharmakotherapie in Klinik und Praxis. Hans Huber Verlag, Bern und Stuttgart 1965

KIELHOLZ, P. u. D. BECK: Diagnosis, Autonomic tests, Treatment and Prognosis of Exhaustion Depression. Comprehensive Psychiatry *3*, 1 (1962); Vegetative Untersuchungen und Therapie der Erschöpfungsdepressionen. Praxis *51*, 39 (1962); Diagnostik und Therapie der erschöpfungsdepressiven Zustandsbilder. Wien. med. Wschr. *110*, 714 (1960)

KIELHOLZ, P., F. LABHARDT, R. BATTEGAY, W. RÜMMELE u. H. FEER: Therapie der Depressionen und der depressiven Krankheitszustände. Dtsch. med. Wschr. *88*,

KIELHOLZ, P. und G. HOLE: Differentialdiagnostik der endogenen Depressionen, Erschöpfungsdepressionen, Dysthymien und Schizophrenien. In: Schizophrenie und Zyklothymie (Hrsg. G. Huber), S. 78–86, Georg Thieme Verlag, Stuttgart 1969 1617 (1963)

KIELHOLZ, P. u. W. PÖLDINGER: Die ambulante Behandlung von Depressionen. Schweiz. med. Wschr. *94*, 981 (1964)

KRAEPELIN, E.: Psychiatrie: ein Lehrbuch für Studierende und Ärzte. 2. Bd., 7. Aufl., Leipzig 1903 und 1904; Die Erscheinungsformen des Irreseins. Z. ges. Neurol. Psychiat. *62*, 1 (1920)

KRANZ, H. u. N. PETRILOWITSCH: Probleme der pharmakopsychiatrischen Kombinations- und Langzeitbehandlung. S. Karger AG., Basel–New York 1966

KRETSCHMER, E.: Körperbau und Charakter. Julius Springer-Verlag, Berlin 1936

KUHN, R.: Probleme der praktischen Durchführung der Tofranilbehandlung. Wien. med. Wschr. *110*, 245 (1960); 5 Jahre medikamentöse Behandlung depressiver Zustände mit Iminodibenzylderivaten. Schweiz. med. Wschr. *94*, 590 (1964)

LABHARDT, F.: Körperliches und seelisches Krankheitsgeschehen bei Depressiven und Süchtigen als Ausdruck einer Persönlichkeitsstörung. Praxis 53, 1083 (1964); Grundsätzliches zur Kombinationsbehandlung mit Psychopharmaka. Praxis, 53, 1553 (1964)

LANGE, J.: Die endogenen und reaktiven Gemütskrankheiten und die manisch-depressive Konstitution. In: Bumke, O.: Lehrbuch d. Geisteskr., Bd. VI. Springer-Verlag, Berlin 1948

LAUTER, H.: Zum gegenwärtigen Stand der Lithium-Therapie. Dtsch. Med. Wschr. 94, 2512–2518 (1969)

LEMKE, R.: Über die vegetative Depression. Psych. Nerv. u. med. Psychol. 1 (1949)

LEMPÉRIÈRE, T.: Les dépressions psychogènes. Dépressions réactionnelles, dépressions d'épuisement, dépressions névrotiques. La Revue du Practicien XIII, 25 (1963)

LOEW, D.: Untersuchungen über die aminpotenzierenden Wirkungen von antidepressiv wirkenden Stoffen am Kaninchen. Med. exp. 11, 333 (1964); Syndrom, Diagnose und Speichelsekretion bei depressiven Patienten. Psychopharmacologia 4, 339 (1965); Die Einordnung des Symptoms ‚Mundtrockenheit' in die psychiatrische Diagnostik von Depressionen. Psychiat. Neurol. Basel 151, 366–378 (1966)

LOEW, D.: Die Einordnung des Symptoms ‚Mundtrockenheit' in die psychiatrische Diagnostik von Depressionen. Psychiat. Neurol. Basel (im Druck)

LOEW, D.: Veränderungen der Speichelsekretion bei depressiven Patienten unter dem Einfluß der Pharmakotherapie. Psychopharmacologia (im Druck)

LOPEZ-IBOR, J. J.: Die Dynamik der Angst. Wien. Z. Nervenkr. 10, 299 (1955)

LORR, M., B. M. MCMAIR, T. J. KLETT and J. J. LASKY: Inpatient Multidemensional Psychiatric Scale (IMPS). Consulting Psychologist Press, Palo Alto 1966

LUBAN-PLOZZA, B. und W. POELDINGER: Der psychosomatisch Kranke in der Praxis. J. F. Lehmanns Verlag, München 1971

MARTIN, J. V.: Zur Ätiologie der Erschöpfungsdepression. (Dissert.) Schweiz. Arch. Neurol. 102, 193–211 (1968)

MATUSSEK, P., A. HALBACH und U. TROEGER: Endogene Depression. Eine statistische Untersuchung unbehandelter Fälle. Urban & Schwarzenberg, München-Berlin 1965

MAUZ, F.: Die Prognostik der endogenen Psychosen. Georg Thieme Verlag, Leipzig 1930

MAYER-GROSS, W.: Biologische Rhythmen und ihre Bedeutung für psychiatrische Probleme. In: Probleme der phasischen Psychose, Forum der Psychiatrie Nr. 2, Ferdinand Enke Verlag, Stuttgart 1961

MEERWEIN, F.: Über die Führung des ersten Gespräches. Schweiz. med. Wschr. 90, 497 (1960)

MEYER, H. H.: Statistisches zur Frage der „Auslösung" endogener Psychosen durch akute körperliche Erkrankungen oder Generationsvorgänge. Nervenarzt 24, 498 (1953)

MURRAY, H. A.: Thematic Apperception Test. Manual. Harward University Press, Cambridge/Massachussetts 1943

ORELLI, A. VON: Der Wandel des Inhaltes der depressiven Ideen bei der reinen Melancholie. Schweiz. Arch. f. Neur. u. Psych. 73, 217 (1954)

PERRIS, C.: A study of dipolar (Manic-depressive) and unipolar recurrent depressive psychoses. Acta Psychiat. Scand. (Suppl.) *194* (1966)

PETRILOWITSCH, N.: Beiträge zu einer Struktur-Psychopathologie. S. Karger AG., Basel 1958; Zur Problematik depressiver Psychosen. Arch. f. Psychiat. u. Zschr. f. d. ges. Neur. 202, 244 (1961); Zyklothymie (1964–1969). Fortschr. Neurol. Psychiat. *38*, 601 (1970)

PICHOT, P.: Les tests psychologiques en psychiatrie. In: Psychiatrie der Gegenwart, Bd. I/2. Springer-Verlag, Berlin-Göttingen-Heidelberg 1963

PÖLDINGER, W.: Zur Frage der Einteilung antidepressiv wirkender Psychopharmaka unter besonderer Berücksichtigung von Trimépropime. II. Conf. Hung. pro Therap. et Investig. in Pharmacol. Kongreßbericht S. 129. Budapest 1962; Comparison between Imipramin und Desimipramin in Normal Subjects and their Action in Depressive Patients. Psychopharmacologia 4, 302 (1963); Die körperlichen und seelischen Begleiterscheinungen der psychiatrischen Pharmakotherapie. Ihre Therapie und Prophylaxe. Praxis 53, 1559 (1964); Die Abschätzung der Suizidalität. Hans Huber Verlag, Bern-Stuttgart 1968; Kompendium der Psychopharmakotherapie. 2. Aufl., Hoffmann-La Roche, Basel 1971

POELDINGER, W. and G. STILLE: Concerning the possibility of correlating pharmacological and clinical data of psychotropic drugs. Exc. Med. ICS (in Druck)

REISS, M.: Untersuchungen über das endokrine Equilibrium von Geisteskranken. Arch. Psychiat. Nervenkr. *187*, 488 (1952)

RINGEL, E.: Der Selbstmord. W. Maudrich Verlag, Wien 1953; Neue Untersuchungen zum Selbstmordproblem unter besonderer Berücksichtigung prophylaktischer Gesichtspunkte. Gebr. Hollinek, Wien 1961

RINGEL, E. u. H. SCHINKO: „Depression" als Symptom intrakranieller Tumoren. Wien. med. Wschr. *111*, 651 (1961)

RORSCHACH, H.: Psychodiagnostik. Ernst Bircher, Bern-Leipzig 1921

RÜEGSEGGER, P.: Selbstmordversuche. Klinische, statistische und katamnestische Untersuchungen an 132 Suizidversuch-Patienten der Basler psychiatrischen Universitätsklinik. Psychiatria et Neurologia *146*, 81 (1963)

RUFFIN, H.: Melancholie. Dtsch. med. Wschr. 82, 1080 (1957)

SCHNEIDER, K.: Die Schichtung des emotionalen Lebens und der Aufbau der Depressionszustände. Z. Neurol. 59, 281 (1920); Zur Psychologie und Psychopathologie der Gefühlserlebnisse. Z. Neurol. *112*, 233 (1928); Die Aufdeckung des Daseins durch die cyclothyme Depression. Nervenarzt 21, 193 (1950); Klinische Psychopathologie. 8., neu bearb. Aufl. d. Beitr. z. Psychiatrie, Georg Thieme Verlag, Stuttgart 1967

SCHOU, M.: Lithium als Psychopharmacon. Fortschr. Neurol. Psychiat. 37, 349–383 (1969)

SCHULTE, W.: Nichttraurigseinkönnen im Kern melancholischen Erlebens. Nervenarzt 32, 314 (1961)

SCHULTE, W. und W. MENDE (Hrsg.): Melancholie. Georg Thieme Verlag, Stuttgart 1969

SCHULTZ-HENCKE, H.: Der gehemmte Mensch. Georg Thieme Verlag, Stuttgart 1947

SELBACH, H.: Klinische und theoretische Aspekte der Pharmakotherapie des depressiven Syndroms. Wien. med. Wschr. *110*, 264 (1960); Die endogene Depression als Regulationskrankheit. Schweiz. Arch. Neurol. *94*, 280 (1964)

SELYE, H.: Einführung in die Lehre vom Adaptationssyndrom. Georg Thieme Verlag, Stuttgart 1953

SPITZ, R. A. u. K. M. WOLF: Anaclitic depression. Psychoanal. Stud. Child *2*, 313 (1946)

STAEHELIN, J. E.: Einige allgemeine Bemerkungen über die Largactiltherapie in der Psychiatrischen Universitätsklinik Basel. Schweiz. Arch. Neur. Psychiat. *73*, 288 (1954); Über Depressionszustände. Schweiz. med. Wschr. *83*, 581 (1955)

STENGEL, E.: Attempted suicide its management in the general hospital. The Lancet, February 2, p. 233 (1963); Selbstmord und Selbstmordversuch. In: Psychiatrie der Gegenwart, Bd. III, Springer-Verlag, Berlin-Göttingen-Heidelberg 1961

STILLE, G., H. LAUENER und E. EICHENBERGER: Ein pharmakologischer Vergleich klinisch gebräuchlicher Antidepressiva unter besonderer Berücksichtigung von Noveril. Schweiz. Med. Wschr. *25*, 366 (1965)

SULLIVAN, H. S.: The Psychiatric Interview. Norton & Co. Inc., New York 1954

SUPPRIAN, O.: Zur Frage der Lithiumunverträglichkeit. Pharmakopsychiat. *4* (1971) (in Druck)

Symposium über akute Intoxikationen mit Psychopharmaka und deren Therapie. Psych. Univ. Klinik Basel 1965. Therap. Umschau (Bern) *22*, 154–195 (1965)

TASCHEV, T.: Statistisches über Melancholie. Fortschr. Neurol. Psychiat. *33*, 25 (1965)

TELLENBACH, H.: Melancholie. Springer-Verlag, Berlin-Göttingen-Heidelberg 1961

THEOBALD, W., O. BUECH and A. DELINI-STULA: Correlation of pharmacolocagal investigations with the clinical efficacy of antidepressant drugs. Proceedings of the Intern. Congr. of the CINP, Prag 1970 (in print)

THOMAS, K.: Handbuch der Selbstmordverhütung. Ferdinand Enke Verlag, Stuttgart 1964

THOMAS, K.: Ärztliche Lebensmüdenbetreuung. Wissenschaftl. Buchgesellschaft, Darmstadt 1970

VISCHER, A. L.: Das Alter als Schicksal und Erfüllung. Benno Schwabe u. Co., Basel 1942; Seelische Wandlungen beim alternden Menschen. Benno Schwabe u. Co., Basel 1949

VÖLKEL, H.: Neurotische Depression. Georg Thieme Verlag, Stuttgart 1959

WALCHER, W.: Die larvierte Depression. Verlag Brüder Hollinek, Wien 1969

WALTHER-BÜEL, H.: Über Pharmakopsychiatrie. Schweiz. med. Wschr. *83*, 483 (1953); Vital somatisierte Dysthymie (larvierte Depression). Schweiz. Rundsch. Med. (Praxis) *59*, 486 (1970)

WECHSLER, H., G. H. GROSSER und B. L. BUSFIELD: The depression rating scale. Arch. gen. Psychiat. *9*, 334 (1963)

WEITBRECHT, H. J.: Psychiatrie im Grundriß. Springer-Verlag, Berlin-Göttingen-Heidelberg 1963; Depressive und manische endogene Psychosen. In: Psychiatrie der Gegenwart, Bd. II, S. 73, Springer-Verlag, Berlin-Göttingen-Heidelberg 1960

WESTPHAL, K. u. E. B. STRAUSS: Über den Wert der Indexberechnung bei der Körperbauforschung. Z. ges. Neurol. Psychiat. *130*, 243, 1930

WHITE, R. B., G. SCHLAGENHAUF and J. P. TUPIN: The treatment of manic-depressive states with lithium carbonate. Curr. psychiat. ther. 6, 230 (1966)

WINOKUR, G., P. J. CLAYTON and Th. REICH: Manic-Depressive Illness. Mosby Company, St. Louis 1969

WITTENBORN, J. R.: Psychiatric Rating Scales. Manual. Psychological Corporation, New York 1956

ZERSSEN D. VON, D. M. KOELLER und E. R. REY: Die Befindlichkeitsskala (B–S) – ein einfaches Instrument zur Objektivierung von Befindlichkeitsstörungen, insbesondere im Rahmen von Längsschnittuntersuchungen. Arzneim. Forsch. 20, 915–918 (1970)

Namenverzeichnis

Abraham, K. 41
Angst, J. 26, 35, 63, 80, 88, 90, 94, 95, 96, 97
Arnold, O. H. 94

Baastrop, P. C. 95
Bäumler, J. 104
Baeyer, W. von 47
Balint, M. 109
Battegay, R. 63, 80, 82, 99, 100, 115
Beck, A. T. 80
Beck, D. 34
Bente, D. 99
Binder, H. 47
Blaser, P. 80
Bleuler, M. 59, 72, 108
Bürger-Prinz, H. 47
Burlingham, D. 41

Cameron, D. E. 34
Cattell, R. B. 81

Davies, F. 87, 100
Delini-Stula, A. 85
Deniker, P. 93
Dickgans, G. 47
Dotzauer, G. 14
Dreyfus, G. L. 35

Fahrenberg, J. 81
Fazio, C. 63
Flügel, F. 100
Foster, A. R. 100
Freud, A. 41
Freud, S. 41
Freyhan, F. A. 17, 63, 65, 83, 99
Fries, H. 95
Fromm, E. 42

Gehring, A. 80
Georgi, F. 33
Groeli, Y. 103
Grünthal, E. 97

Haefner, H. 47
Halbach, A. 26
Hamilton, M. 80
Hartigan, G. P. 95
Hauser, G. A. 53
Heinrich, K. 100

Helmchen, H. 99
Hempel, J. 47
Hemphill, R. E. 34
Hess, W. R. 59
Hippius, H. 17, 94
Hoch, P. H. 28
Hoff, H. 94
Hoffet, H. 97
Hole, G. 31, 80, 94, 95
Horney, K. 42
Im Obersteg, J. 13, 104

Johnson, J. A. 115
Jung, C. G. 42

Kahr, H. 99
Kallmann, F. J. 23
Kielholz, P. 17, 88, 90, 93, 94, 96, 99
Kraepelin, E. 24, 35
Kretschmer, E. 24, 47, 56, 74
Kuhn, R. 88, 99

Labhardt, F. 89, 106
Lange, J. 24, 39
Lauter, H. 95
Lemke, R. 47
Lempérière, T. 106
Loew, D. 34, 55, 80
Lopez-Ibor, J. J. 30
Lorr, M. 80

Matussek, P. 26
Mauz, F. 56
Mayer-Gross, W. 28
Meerwein, F. 109
Meyer, H. H. 29
Murray, H. A. 80

Orelli, A. von 31

Perris, G. 35
Petrilowitsch, N. 56
Pfeiffer, W. M. 99
Pichot, P. 80
Pöldinger, W. 63, 80, 84, 94, 97, 99

Reiss, M. 34
Ringel, E. 13, 19
Rorschach, H. 80
Rüegsegger, P. 15
Ruffin, H. 47

Schäublin, A. 80
Schneider, K. 18, 23, 30, 40, 53
Schou, M. 95, 105
Schulte, W. 47
Schultz-Hencke, H. 42
Selbach, H. 17
Selg, H. 81
Selye, H. 59, 61
Spitz, R. A. 41
Staehelin, J. E. 30, 53
Stengel, E. 13
Stille, G. 84
Sullivan, H. S. 42
Supprian, O. 95

Theobald, W. 85
Taschev, T. 26
Tröger, U. 26

Vischer, A. L. 39
Völkel, H. 43

Wechsler, H. 80
Weitbrecht, H. J. 18, 29, 31, 47, 56, 115
Westphal, K. 24, 56
White, R. B. 95
Wittenborn, J. R. 80

Zerssen, D. von 80

Sachverzeichnis

Abbauprozeß, geistiger 66
Abgrenzung (s. auch Differentialdiagnose)
—, diagnostische 10, 61, 82
—, differentialdiagnostische 21, 60, 64
—, scharfe, nosologische 65, 82
Ablehnung
— in der Kindheit 76
—, überkompensatorische, neurotische 45
Ablenkung 107, 113
Abmagerungskuren 29
Abort 52
Abreaktion, emotionelle 108
Absenzen 67
Absonderung 60, 72
Absurdität b. Wahnideen 72
Acetexa 87
Adaptationskrankheit 61
Addisonsche Krankheit 21
Adrenalin 99
Ängstlichkeit
—, bei Involutionsdepressionen 40, 71
— neurotische 45
Äquivalente, somatische 9, 11, 32 ff.
Ärzte
— und Erschöpfungsdepressionen 50
— und Übersterblichkeit 52
Affektansprüche, verdrängte 45, 77
Affektausbrüche, inadäquate 50, 60, 74
Affektbesetzung der Erlebnisse 56
Affekt, Dauerbelastungen 48, 51, 56
Affektdruck bei Erschöpfungsdepressionen 46, 48, 111
Affekte
—, aggressive 40
—, freudige 79
—, unlustbetonte 40
—, Wechsel der 72
Affektinkontinenz 19, 66
Affektivität
—, Leerwerden der 19, 66, 67
—, mangelnder Rapport 72
—, mangelnde Wärme 43
—, ungenügende Modulationsfähigkeit 72
Affektkurve 40
Affektlabilität 19, 66
Affektstörungen

— bei organischen Depressionen 66
— bei Schizophrenie 72
Affektsturm 59
Affekttönung, plötzlicher Wechsel 68
Agedal 84, 87, 90
Aggression 41, 42, 44, 79
Agitiertheit 13 f., 40, 62, 66, 88, 113
Akineton 105
Akkommodationsstörungen 98, 99
Aktivität
—, Gesamt-, plötzlicher Wechsel 68
— u. Gestaltungstherapie 116
— u. physikalische Therapie 103
Alarmsyndrom 59
Alkohol u. Erschöpfungsdepressionen 52
Alkoholentzug, plötzlicher 21
Alkoholikerfamilien 44, 70
Alkoholismus
— des Ehepartners 48
—, Verstimmung bei 69
Alkoholrausch 52, 60, 98
Allgemeinzustand, körperlicher 102
Alter
— u. Ersterkrankungen 27
— u. Involutionsdepressionen 38
— u. organische Depressionen 19
— u. Phasendauer 26
— bei psychoreaktiven Depressionen 57
— u. Reaktionsweisen 58
— u. Sexualität 36
— u. Verarmungsideen 31
Altersdepressionen 19, 41
Ambitendenz 12, 72, 76
Ambivalenz
— b. neurotischen Depressionen 46, 76
— b. Schizophrenie 72
Amine, adrenerge 99
Amitriptylin 84, 85, 86, 88, 89, 91, 94, 99, 100
Anafranil 84, 86, 87, 90, 92, 96
Analgetika 16
Anankasmen s. Zwang
Anfälle
—, Asthma- 20
—, epileptische 67
Angehörige 28, 50, 70, 87, 115, 116
Angst 11, 12, 30, 40, 76, 88, 102, 113
—, Erwartungs- 39, 101
— u. Erschöpfungsdepressionen 48, 49

–, Existenz- 49
–, Konkurrenz- 49
–, Medikamente bei 89, 103
– u. Neurosenentstehung 42
–, Präkordial- 51
–, Urängste 30
– vor Versagen 49
Angstdämpfung 16, 102, 115
Angstneurosen 41
Angstträume 44
Anlehnungsbedürfnis 45
Anorexie 33, 51, 61
Anpassung 70
Anpassungsvermögen, mangelndes 38, 70
Anstauung der Affekte 40
Anstrengung, körperliche 68
Antidepressiva (s. auch Medikamente) 9, 15, 16, 19, 65, 83, 84, 90 ff., 117
–, antriebssteigernde 84, 87, 88, 98
–, –, Kontraindikation 16, 88, 95
–, anxiolytischer Effekt 88, 89, 91, 97, 98, 99
–, Behandlungsdauer 93, 94, 114
–, Behandlungsprognosen 97, 114, 116
–, Bezugssystem der 84
–, Erfolgsbewertung der 63, 92, 94
–, Bezugssystem der 84
–, Dosierung 87 ff., 90, 91
–, Inkompatibilitätserscheinungen 90, 91, 98, 100
–, Intoxikationen 104 f.
–, Kombinationsbehandlung mit 22, 89 f., 100
–, Kriterien für die Anwendung 62, 83 ff., 90 f., 96 f.
–, Nebenwirkungen 82 f., 90 f., 97 ff., 111
–, Resistenz gegen 96 f.
– b. Schizophrenie 22, 62 f., 83
–, schlafanstoßende 88, 89, 101
–, sedierende 84, 86, 88
–, stimmungshebende Potenz 84, 86
–, Struktur 90 f.
–, Wahl der 83 ff., 94 f.
–, Wirkungseintritt 92, 96
–, Wirkungskomponenten 90, 91
–, Wirkungsmechanismus 62, 84, 93
–, Wirkungsprofil 83 ff., 98
Antiepileptika 101, 104
Antiparkinsonmittel 105
Antrieb 12, 27
– u. endokrines Psychosyndrom 68
–, Hemmungen 62, 85, 87
–, Mangel an 12, 30, 87
–, Steigerung 15 f., 84, 87
Anxiolyticum 89
Apathie 27, 62, 87

– b. organischen Depressionen 66
– b. psychoreakt. Depressionen 59
– b. Schizophrenie 22, 72
Aponal 84, 88, 91
Appetitlosigkeit 12, 51, 102
Appetitzunahme 33, 51, 102
Arbeit u. Erschöpfungsdepressionen 50
Arbeitsaufnahme 29, 109, 114
Arbeitsmilieu
–, Auseinandersetzungen 50
–, gehetztes, lärmiges 49
–, spannungsgeladenes 48
Arbeitssituation
–, Besprechung der 111
–, unbefriedigende 58
Arbeitszeit, geregelte 50
Arrhythmie 104
Arteriographie 18, 65
Arzneien s. Medikamente
Asthmaanfälle 20
Atembeschwerden 12
Atemkorsett 51
Atmung
–, Bradypnoe 12
–, Dyspnoe 51, 68
–, eingeengte 32, 103
–, flache 12, 103
Atmungsübungen 103
Atonie d. Dickdarms 32
Aufgaben, Zuwendung zu 60
Aufheiterung 107, 113
Auflehnung 44, 60, 78, 79
Augendruck 51
Ausfallserscheinungen, klimakterische 36
Ausgangspositionen, neue 60
Auslaßversuch 94, 114
Ausleben d. Triebe 60
Auslöser 77
Aussprache, erste 108
Aussprachemöglichkeit 48, 108, 112, 114
Autismus 22
Autorität, moralische 42
Aventyl 84, 87, 91

Badekuren 29
Bagatellvergehen 31, 74
Baldrian 102
Barbiturate 102, 104
Befunde
–, biochemische 64
–, endokrinologische 33, 34 f., 61, 64
–, –, Fehlversuche 61
–, –, Fehlerstreubreite 61
–, histopathologische 64
–, pathophysiologische 33
–, vegetative 64

Sachverzeichnis

Begleiterscheinungen
—, körperliche 32, 61
—, medikamentöse 82, 83, 90 ff., 97 ff.
—, schizophrene 63
—, vegetative 32 ff., 62
—, —, b. endogenen Depressionen 32 ff.
—, —, b. Erschöpfungsdepressionen 53 ff.
—, — b. neurotischen Depressionen 46
—, — b. psychoreakt. Depressionen 61
Begleitsyndrom 18
Behandlung (s. auch Therapie)
—, ambulante 13, 82 f., 88, 97
—, klinische 13, 82
—, Langzeit 94 ff.
—, medikamentöse 82 ff., 108
Behandlungsdauer 93 f.
Behandlungsplan 82
Belastung
—, affektive 48, 78, 108
—, hereditäre s. Heredität
—, körperliche 28 f., 52, 64, 116
—, seelische 27 f., 116
—, zentralnervöse 49
Benzoctamin 89, 92
Beratung d. Angehörigen 82
Beruf
—, Beförderung im 52
—, —, zu frühe 49
—, —, Übergangenwerden bei 49
—, Flucht in 60
—, Mißerfolge 58
Berufsklassen u. Sterbealter 52
Berufstätigkeit u. Erschöpfungsdepression 49 f.
Berufswechsel 107
Beschäftigung s. Tätigkeit
Beschäftigungsunruhe 19
Besitzstreben 110
Betäubung
—, alkoholische 52, 60, 70
—, medikamentöse 52, 60
Bewegungsdrang 59
Bewegungssturm 59
Bewegungstherapie 103
Bewußtsein 60
—, klares 72, 73
—, —, differentialdiagnostische Bedeutung 73
Beziehungen
—, mitmenschliche 43, 109
—, —, neurotisch gestörte 45
Beziehungsfähigkeit 116
Bindung
—, affektive 15
—, mitmenschliche 38, 39, 116
—, religiöse 14
Blutbild 68

— u. Grundstimmung 19
— b. Intoxikationen 104
— u. organische Depressionen 20
— u. symptomat. Depressionen 18
Blutkörperchen — Senkungsgeschwindigkeit 68
Blutmorphologie 33, 68
Blutung, zerebrale 99
Blutzucker
—, Doppelbelastungskurve 33
—, Hypoglykämie 51
—, Nüchternwerte 33
broken home 14
Brückensymptome, neurotische 45, 76, 79
Brutalität in d. Kindheit 76

Charakterstruktur (s. auch Persönlichkeit)
—, einfache, primitive 58
—, neurotische 112
— u. Reaktionsweisen 58
Charakterzüge, prämorbide
— b. endogenen Depressionen 24, 74
— b. Erschöpfungsdepressionen 47, 78
— b. Involutionsdepressionen 38, 70
— b. psychoreakt. Depressionen 56, 58, 79
— b. schizophrenen Psychosen 72
Chlomipramin 84, 85, 86, 87, 90, 92, 96
Chlorpromazin 100, 102
Chlorprothixen 84, 88, 92, 102
Cholesterin 33
Cold-pressor-Test 53, 55
Concordin 84, 87, 91
Corpus luteum, Unterfunktion 21
Cushingsche Krankheit 21

Dämmerattacken 67
Dämpfung, medikamentöse 16, 82 ff.
Dauerbelastungen
—, affektive 48 f., 78
—, — u. psychoreakt. Depressionen 56
Dauerbehandlung 94 ff.
Dekompensation
—, hämodynamische 20, 68
—, sympathische 47, 53 f.
Delir s. Zustandsbilder, deliröse
Délire
— d'énormité 19, 66
— de négation 19
Demenz 18, 67
Denken
—, Affektbetontheit 19
—, Einengung 19, 66
—, dissoziiertes 72
—, Gemütsbetontheit 66

–, klares 72
–, Verallgemeinerung 19, 66
–, Verlangsamung 19, 66
Denkhemmung 11, 12, 22, 60
Denkstörungen 19, 20
– b. organ. Depressionen 66
– b. Schizophrenie 22, 72
Depersonalisation 72
depressio sine depressione 32
Depressionen
–, ängstlich-agitierte 62, 88, 90, 91, 92, 97
–, Alters 19
–, apathisch-gehemmte 62
–, Besserungszeichen 33, 92, 116
–, endogene 11, 17, 21, 22 ff., 60, 65, 70 74, 97
–, –, Auslösung 28 ff., 74 f., 115
–, –, Definition 41, 74
–, –, Ersterkrankungen 27
–, –, freie Intervalle 26 f., 94, 115
–, –, Heredität 23, 74, 88
–, –, u. klimakterische 36
–, –, Konstitutionspathologie 24, 56, 74
–, –, medikamentöse Therapie 83 ff., 87, 95
–, – u. Menopause 36
–, –, Morbidität 23
–, –, pathophysiolog. Befunde 33
–, –, Phasendauer 36 f., 93, 117
–, –, phasisch-bipolare Formen 22
–, –, phasisch-unipolare Formen 23
–, –, präpsychot. Charakter 24, 74
–, –, Psychotherapie 113
–, – u. Schizophrenie 21 f., 75, 95
–, –, Schlafstörungen 33, 101
–, –, somat. Äquivalente 32
–, –, Verlaufsformen 25 f.
–, –, vitale 30, 40, 74, 97
–, –, Wahnideen 30, 74, 97
–, Entlastungs- 47, 52
–, Entwurzelungs- 47
–, erlebnisreaktive s. psychoreaktive
–, Erschöpfungs- s. Erschöpfungsdepressionen
–, existentielle 47
–, gehemmte 62, 85, 87, 90 f.
–, gemischte Formen 25, 27
–, Häufigkeit 9
–, Involutions- s. Involutionsdepressionen
–, klimakterische 36
–, körperlich begründbare 18
–, konstitutionell bedingte 74
–, ituvierte 11, 27, 32
–, medikamentöse Therapie 82 ff.
–, neurotische 41, 60, 76
–, –, Brückensymptome 45, 76, 79
–, –, Definition 41, 76
–, – u. endogene Depression 77
–, –, erbbiologische Faktoren 46
–, –, Erscheinungsbild 45 f., 76
–, – u. Erschöpfungsdepressionen 41
–, – u. Kindheitserlebnisse 41 ff., 76
–, – u. psychoreakt. Depressionen 41, 79
–, –, Psychotherapie 111 f.
–, – u. Sexualität 44
–, – u. somat. Beschwerden 46
–, –, Stimmungswandel 45, 78
–, – u. Umweltsituation 41 f., 45, 76
–, organische 15, 17, 18, 19, 21, 62, 66
–, – u. Affektstörungen 66
–, –, arteriosklerotische 17, 18
–, – u. Blutdruck 19
–, –, depressive Wahnideen 19, 66
–, –, epileptische 17, 19, 67
–, – b. Hirntumoren 19
–, – u. neurolog. Symptome 66
–, –, oligophrene 17, 19, 67
–, –, posttraumatische 17, 19
–, – u. präpsychot. Persönlichkeit 17
–, – b. progressiver Paralyse 19, 67
–, – u. Psychosyndrome 19, 66
–, –, senile 17, 18
–, periodische 22 ff., 70, 95, 114
–, plötzlicher Eintritt 67
–, plötzliche Veränderungen 74
–, psychogene (s. auch psychoreaktive) 11, 22, 61, 65, 97, 101
–, – u. Menopause 36
–, psychoreaktive 37, 55 ff., 61, 75, 79 108 f.
–, –, ängstlich-aggressive 59, 61 f.
–, –, Altersverteilung 57 f.
–, –, apathisch-gehemmte 59
–, –, auslösende Psychotraumen 58, 108 f.
–, –, Dauer 57
–, – u. Dauerbelastungen 56
–, –, Definition 55
–, – u. endogene 79
–, –, Fehlentwicklungen nach 60
–, –, Geschlechtsunterschiede 58, 110
–, – u. Konstitution 56, 79
–, – u. neurotische 79
–, – u. prämorbide Persönlichkeit 56, 79
–, –, protrahierter Verlauf 60
–, –, Psychotherapie 108 ff.
–, –, Somatisierung 60, 109 ff.
–, – u. Suizidversuche 57
–, –, Themenbeschränkung 61, 79
–, –, Therapie 101, 108 ff.
–, –, vegetative Störungen 61, 109

Sachverzeichnis

–, reaktive s. psychoreaktive
–, –, prolongierte 61
–, somatogene 17, 18 ff., 65
–, symptomatische 17, 18, 20 f., 61, 64 68
–, – b. Alkoholismus 21, 69
–, –, endokrine 17, 20, 68
–, –, hämodynamische 17, 20, 68
–, – b. Lungenkrankheiten 20, 68
–, – b. Nierenkrankheiten 20
–, –, postinfektiöse 17, 20, 68
–, – u. psychoreakt. Verstimmung 20
–, –, Stimmungswechsel, plötzlicher 68
–, –, Therapie 21, 83
–, – b. Toxikomanie 21, 68
–, –, toxische 17, 20, 68
–, therapieresistente 96 f.
–, Übergangsformen 18
–, Umzugs- 39
–, vegetative 47
–, vitale 30, 60, 62, 74
–, vitalisierte 30, 40, 53, 62
Desipramin 84, 85, 87, 89, 91
Devitalisierung 30
Diabetes 21, 52
– latens 33
Diagnose
–, nosologische 17, 61, 64, 83
–, per exclusionem 65
–, phänomenologische 17, 61 f., 83
Diagnosestellung
– u. Heredität 64
– u. pathophysiol. Befunde 33
– b. Schizophrenie 72 f.
– b. Schlafstörungen 33
– b. somat. Äquivalenten 32
–, Testmethoden, psychologische 80 f.
Diagnostik, mehrdimensionale 65
Diazepam 89, 101, 104
Diarrhoe 46, 51, 96
Dibenzepin 84, 85, 86, 90
Differentialdiagnose 64 ff.
Differenziertheit d. Gefühle, mangelnde 72
Dihydergot 99
Dimetacrin 84, 85, 86, 90
Dissimulation 64, 117
Dissoziation 22
Distanziertheit
–, neurotische 45
–, schizophrene 72
Dixeran 84, 87, 90
Doppelregistrierung 17, 61
Doriden 102
Dosierung (s. auch Antidepressiva) 87 ff., 94 ff.
Dosissteigerung 52

Doxepin 84, 88, 91
Druck
–, affektiver 53
–, Blut- 19, 20
–, emotionaler 50
– gefühle 32, 51
–, Kopf- 32, 51
Duckreflex 59
Dulden, passives 56
Durchschnittsuntersuchung 64
Durchsetzungsfähigkeit 76
Durchuntersuchung, somatische 65
Duriles 95
Durst 21, 95
Dysfunktion, vegetative 34, 55, 61
Dysphorie 12
–, ängstliche 15
Dyspnoe 51, 69
Dysthymien, endoreaktive 47
Dysurie 12

Early separation 42, 43
Ehe
–, Trotz- 60
–, Zerwürfnisse 48, 49, 58
Ehescheidung 107
Ehrgeiz 49, 119
–, überkompensatorischer 43
Einbußen, finanzielle 58
Einsamkeit 48, 58
Einsicht, eigene 110, 111
Einteilung, nosologische s. Zuordnung
Einzelgängertum 72
élan vital 30, 53
Elavil 88, 91
Elektrobehandlung 90
Elektroenzephalographie 18, 65
Eltern 42, 109
Empfindlichkeit 44
Empfindsamkeit 71
Energielosigkeit 32, 74
Engegefühl 30
– auf der Brust 51
– im Hals 12
Engpässe d. Lebens 30
Entäußerungsschwäche 70, 72, 78, 79
Entladungsfähigkeit, affektive 38
Entlastungsdepression 47, 52
Entscheidungen, folgenschwere 49, 107, 113
Entschlußhemmung 27, 53, 60, 107, 113
Entspannung 13
–, emotionelle, plötzliche 52
–, medikamentöse 83
Entspannungsübungen 103
Enttäuschungen
– u. Involutionsdepressionen 39

– u. Neurosenentstehung 42
– b. psychoreakt. Depressionen 60
Entwicklung
–, depressive, neurotische 42, 43
–, einfache depressive 78
Entwurzelungsdepression 47
Enuresis nocturna 45, 76
Epilepsie
–, Absenzen 67
–, Anfälle 67, 104
–, Dämmerattacken 67
–, dysphorische Verstimmung 19, 67, 101
–, epilept. Wesensart 67
Equanil 102
Erbgang s. Heredität
Erbrechen 51, 61
– im Kindesalter 45
– morgendliches 69
Ereignis (s. auch Erlebnis)
–, auslösendes 60
–, umweltbedingtes 55
Erfolgsaussichten 117
Erhaltungsdosis 114
Erinnerungsvermögen 72
Erkrankungen
–, endokrine 21, 68
–, hämodynamische 68
–, infektiöse (s. auch Infektionen) 65, 68
–, körperliche 20, 68
–, –, extrazerebrale 18, 20
–, toxische 68
Erleben
–, Gefühlshintergrund 30
–, inneres 116
Erlebniskomplex 79
Erlebnisreaktionen, depressive (s. auch psychoreakt. Depressionen) 55
Erlebnisse
–, auslösende 55, 60, 108 ff.
–, einfach strukturierte 58
–, erschütternde 29, 59, 60, 70, 78, 79, 108
–, mehrschichtig aufgebaute 58
Erlebnisverarbeitung 41, 108 f.
Ermüdbarkeit 20
– im Involutionsalter 29, 71
–, schnelle 50, 71, 78
Erregungszustände, medikamentöse 91, 104
Erscheinungen s. Symptome
Erschöpfung der emotionellen Lebenskraft 47
Erschöpfungsdepressionen 17, 46, 60, 78, 110
– u. Affektdruck 46, 48, 78, 111
–, auslösende Faktoren 47 ff.
–, Definition 46, 78
–, depressives Stadium 52

–, Geschlechtsunterschiede 47 ff.
–, Heredität 47
– u. körperliche Arbeit 47, 50
–, Konstitution 47
–, neurasthenisches Prodromalstadium 50, 78
–, prämorbide Persönlichkeit 47, 78
–, psychosomat. Stadium 51 f., 78
–, Psychotherapie 110 f.
– u. Schlafstörungen 50
–, somat. Symptome 51, 110
–, somat. Therapie 82 ff., 111
– u. Speichelsekretion 34
– u. Übermüdung 47, 55
– u. vegetatives Nervensystem 34, 46, 47, 53 ff. 111
–, vegetative Testergebnisse 34, 53 ff.
Erstarrung 38
– nach Psychotrauma 59
Ersterkrankungen
– b. endogenen Depressionen 27
– b. psychoreakt. Depressionen 57
Erträglichkeit der Symptome 82
Erwachen, frühes 33
Erwartungsangst 39, 96, 101
Erziehung, fehlerhafte 76
Eskapar 88, 91
Eßschwierigkeiten im Kindesalter 45
Ethik, skrupulöse 38, 70
Euphorie 87
Evipan 101
Examen, bestandenes 52
Explosivität 20, 50

Familie
–, gespannte Atmosphäre 44, 76
–, Ruinierung der 31
–, Schwierigkeiten 58
Farbenwahl b. Malerei 116 f.
Fehlbehandlungen 18, 65
Fehldiagnosen, somatische 52
Fehlentwicklung
–, depressive 70
–, einfache seelische 47
– b. Kindern 43
–, neurotische 47
– nach psychoreakt. Depressionen 60
Fehler, berufliche 31
Fehlhaltung, neurot. 112
Ferien 114
Fermenthaushalt 33
Fixierung, orale 44
Flucht in Trotzehe 60
Fluor vaginalis 12
Folgeerscheinungen, somatische 32, 40
Formen s. Verlaufsformen
Formenkreis, manisch-depressiver 22

Sachverzeichnis

25, 97
Fragebogen 80
Freude b. Gestaltungstherapie 116
Frieren 51
Frigidität 12, 44, 51
Frischegefühl 53
Frischgedächtnis 20
—, störungen 19
Frösteln 36
Frühjahr u. Erkrankungsbeginn 28
Frustration, frühkindliche 43, 47
Funktionen
—, psychomotorische 11, 81
—, zentrifugale psychische 11

Galatur 84, 87, 90
Geborgenheit
—, Gefühl der 108
—, Mangel an 42, 43, 76
Geburt als Ursache 52
Gedächtnis
—, Erinnerungsvermögen 72
—, Frisch- 20
—, — störungen 19, 66
Gedankeneinengung 53
Gedankeninhalte, Zentrierung
Gedankenjagen 22
Gedankenkreisen 108
Gefäßkrankheiten 52
Gefahr, übermächtige 59
„Gefühl der Gefühllosigkeit" 11
Gefühle
—, Druck- 30
—, erotische 44
—, körperhafte 40, 53, 60
—, Lust- 53
—, Schmerz- 30
—, Unlust- 30
—, Würge- 32
Gehemmtheit s. Hemmung
Gehirn s. Hirn
Geiz 71
Geltungsstreben 48, 110
Generationsvorgänge 29
Genesungszeit 116
Gepräge
—, ängstlich-agitiertes 19, 33, 40, 46, 66 89, 97, 111, 113
—, ängstlich-depressives 52, 94
—, anankastisches 62, 71, 97
—, endogen-depressives b. Schizophrenie 22
—, hypochondrisches 62, 71, 97
—, hysteriformes 71
—, neurasthenisches 62
—, paranoides 40, 62, 71, 97
—, skrupulöses 71

Gereiztheit 15
Geschehen, emotionelles 65
Geschlechtsunterschiede
— b. Erschöpfungsdepressionen 47 ff.
— b. Involutionsdepressionen 38 ff.
— b. psychoreakt. Depressionen 57 ff.
Geschwister
— b. endogenen Depressionen 88
— b. Involutionsdepressionen 37, 38
Gesicht, aufgedunsenes 69
Gesichtskolorit, grau-schmutziges 68
Gesprächsführung 109, 111
Gestaltungstherapie 116 f.
Gesundheit, Angst um 30, 71
Gewicht
—, Abnahme 12, 33, 51, 102
—, Zunahme 33, 51
Gewichtskurve 33
Gewissensbisse 40
—, verdrängte 42
Gewißheit, wahrhaft fixierte 31, 32
Gewöhnung, medikamentöse 52
Gleichgewicht
—, psychisches 58
—, vegetatives 34
Gleichgewichtsstörungen, affektive 56
Gleichgültigkeit 12
Globusgefühl 12, 51
Glutethimid 102
Gravidität 13 f., 21
Grundleiden 19, 21, 83
Grundstimmung s. Stimmung
Grundsymptome, depressive 12
Grundumsatz, erniedrigter 32
Gruppenpsychotherapie 115 f.
Gymnastik 103 f.

Haarausfall 32
Halluzinationen 22, 72, 100
Handlungen, uneinfühlbare 72
Hautdurchblutung 54
Hauttemperatur 34, 54
Hemmung 91, 106, 107, 113
— d. Denkens 11, 12, 60, 113
— d. Körpergefühle 60, 61
—, neurotische 45, 76
—, psychische 71, 113
—, psychomotorische 12, 16, 53, 62, 87, 89
— u. Speichelsekretion 34 f.
— d. Vitalgefühle 30, 60, 74, 90
—, Willens- 12, 27, 113
Hepatitis 20, 29, 99
Heptabarbital 102
Herbst und Erkrankungsbeginn 28, 114
Heredität
— b. endogenen Depressionen 23, 74, 88
— b. Erschöpfungsdepressionen 47

– b. Involutionsdepressionen 37, 70
– b. neurot. Depressionen 46
–, Polymerie 24
–, Trimerie 24
–, Zwillingsforschung 23
Herz
–, Arrhythmie 104
–, Blutdruck 19, 20, 68
–, Bradykardie 12, 32
–, Erregungsstörungen 104
–, Extrasystolie 32, 51
–, pseudopektanginöse Beschwerden 12, 32, 51
–, Tachykardie 12, 51, 104
Herzbeklemmung 11, 12, 51
Herzbeschwerden 12, 32, 46, 51
Herzinsuffizienz 65, 96
Herzklopfen 12, 90, 91, 92
Hexobarbital 101
Hilflosigkeit, Gefühl der 43
Hingabefähigkeit, Mangel an 44
Hirnabbau, organischer 18, 20
Hirnatrophie, senile 66
Hirnschädigung 18, 29, 66, 99
Hirntumoren 19, 65
Hormone s. endokrinolog. Befunde
Hydergin 105
Hydrotherapie
Hypästhesie 51
Hypercapnie 21
Hypersalivation s. Speichelsekretion
Hypersensibilität s. Überempfindlichkeit
Hypertensin 104
Hypertonie
–, Behandlung 19
–, medikamentöse Krise 99, 104
Hypertoniker 20, 67
Hypnorex 95
Hypnose 112
Hypnotika s. Schlafmittel
Hypobulie 87
Hypochondrie 11, 12, 15, 19, 34, 40, 51, 62, 71
Hypoglykämie 51, 102
Hypophyse 34, 61
Hypothyreosen 21
Hypotonie, medikamentöse 90 f., 93, 94, 104

Ichbezogenheit 78, 79
– u. Alter
Ideen (s. auch Wahnideen)
–, Beziehungs- 71
–, hypochondrische 19, 31, 71
–, irreale 31
–, pessimistische 31
–, überwertige 31, 39

–, Verarmungs- 12, 31, 40, 74, 107
–, Versündigungs- 12, 31, 40, 71, 74, 97, 107
–, Wahn-, depressive 30 f., 61, 101, 112
Identifikation 115
Imipramin 84, 85, 86, 87, 90, 94, 100
Impotenz 12, 44, 51
Inaktivität 113
–, Umschaltung auf 59
Indikationsstellung
–, psychotherapeutische 65
–, therapeutische 18, 61, 62, 64, 82 f.
Infantilneurosen 41, 112
Infekte, grippöse 20, 29
Infektionen 65, 68
– als auslösende Krankheit 28 f., 39, 52, 68
–, forcierte Remission 20, 68
–, Rekonvaleszenz nach 20
Infusionen 105
Inhalte, depressive (s. auch Ideen) 31, 60, 61, 78, 79, 101, 116
Injektionskur 96
Inkompatibilitätserscheinungen 91, 100
Innervationsstörungen, vegetative 111
Insidon 89, 92, 101
Insomnie s. Schlafstörungen
Instanz, göttliche 31
Insuffizienz, kardiale 20
Insuffizienzgefühle 13 f., 44
Insuffizienzideen 12
Insulinkur, kleine 102
Intelligenzprüfung 67
Interessenverlust 59
Intervalle, freie 26 f., 94, 115
Intoxikationen
– mit Antidepressiva 104 f.
–, Schwermetall- 65
Involutionsalter 35 f., 70
– u. Leistungsabnahme 29
– u. psychoreakt. Depression 57
Involutionsdepressionen 17, 35 ff., 70 f.
– u. Alter 38
– u. Altersdepressionen 40
–, Auslösung 35, 38, 70 f.
– u. Geschlecht 38
– u. Klimakterium 36 f., 38 f.
– u. körperliche Rückbildungsvorgänge 36
–, medikamentöse Therapie 83, 94
– u. Menopause 37, 38
–, prämorbide Persönlichkeit 38, 70
–, Prognose 36, 94
–, Psychotherapie 113
–, Sonderstellung, erbbiologische 37, 70
–, Verlauf, zeitlicher 36, 38 f., 40, 71, 94
–, Vorgeschichte 36, 71

Sachverzeichnis

Involutionsvorgänge 36, 38
Iprindol 84, 87, 90
Isamin 102
Isocarboxazid 91
Isolierung 39, 48, 58
Istonil 84, 86, 87, 90

Jahreszeit u. Erkrankungsbeginn 28, 114
Jatrosom 88, 91
Jugendliche u. psychoreakt. Depress. 58
Juristen u. Erschöpfungsdepress. 50, 52

Käse 98, 100
Karikierung
–, affektive 18
– u. Alter 38
Kastrationsangst 44
Katamnese 35
Kausalisierung 28
Keimmischungsverhältnisse 24
Kind-Eltern-Beziehung 42, 43, 45, 76
Kindheit, seelische Schäden 41 f., 76, 79
Klagen, monotone 19, 66, 113
Klebrigkeit 67
Kleinkind 41
Klimakterium 13 f., 15, 21, 29
– u. endogene Depression 28, 29
– u. Involutionsdepressionen 36
– u. Krankheitsdisposition 36
–, Prä- 57
– u. Sexualität 29, 36
Klinikbehandlung, Voraussetzungen 15, 82
Körperhabitus s. Konstitution
Körpersymptome s. Symptome, somatische
Kollaps 104
Kollapsneigung 51
–, medikamentöse 99
Koma 104
Kombinationsbehandlung 89 f.
Komplex
– b. neurot. Depressionen 41
–, Ödipus- 41
Komplikationen s. Begleiterscheinungen
Konfabulation 19, 20
Konflikte
–, aktuelle 43
–, berufliche 49
–, Bewußtseinsnähe der 112
– b. Frauen 110
–, Liebes- 49, 110
– b. Männern 110
–, quälende 108
–, sexuelle 44, 110
–, überwundene 107
Konjunktivitis 69

Konkordanzziffern 23
Konkurrenzkampf 52
Konstitution
–, asthenische 56, 61, 78, 79
–, leptosome 24, 56, 61, 78, 79
–, örtliche Unterschiede 24
–, pyknische 24, 56, 74
Konstitutionspathologie 24
Kontakt
–, affektiver 22, 108
–, mitmenschlicher 13 f., 48, 109, 114
Kontaktfähigkeit 116
Konzentrationslager 52
Konzentrationsschwäche 20, 50, 52
Kopfdruck 11, 21, 30
Kopfschmerz 30, 36, 51, 61
Kräfte
–, Abnahme 39
–, vitale 30
Krampfbereitschaft 101
Krankheiten s. Erkrankungen
Krankheitsbefürchtungen 52
Krankheitseinsicht 22, 72, 100
Krankheitsgefühl 9
Krankheitswahn 13 f., 107
– b. endogenen Depressionen 31
– b. Involutionsdepressionen 40
Kreislauf (s. auch Herz)
– Kollaps 104
–, Störungen 61
– u. symptom. Depression 21
Kreislaufbelastungstest 34, 53, 55
Kreislauf-Lungen-Syndrom 51
Kreuzungsverhältnisse 24
Kriegsgefangenschaft 52
Krise
–, hormonale 36
–, hypertone 98, 99
Krisenzeiten, biologische 13 f., 21, 29, 42, 76
Kummerspeck 33
Kunstfehler 65

Laktation 29
Lärm, diskontinuierlicher 49
Lärmempfindlichkeit 53
Laevomepromazin 89, 92, 102
Landschaftsmalerei 117
Largactil 100, 102
Laroxyl 84, 88, 91, 94, 100
Laune, schlechte 11
Laxantien 102
Lebensbejahung 116
Lebenskrise 45
Lebenssituation, gestörte 29
Lebensziele 112
Leberschädigung 69, 99

Leere, innere 11, 12, 59, 60
Legierungen b. neurot. Depress. 41
Lehrzeit 29
Leistungsfähigkeit
—, Abnahme der 50, 70
—, intellektuelle 72
Leistungsphysiologie 59
Leitsymptom, diagnostisches 31
Libido
—, Herabsetzung 99
—, Steigerung 26
Liebe i. Kindesalter 42
Liebesenttäuschung 13 f., 58, 60
Liebesstreben, unbefriedigtes 48
Liquoruntersuchung 65
— b. progress. Paralyse 65, 67
Lithium 95 f., 105
Luftenzephalographie 18, 66
Lufthunger 51
Lungenkrankheiten 20

Machtstreben 110
Machtverlust 19, 39, 70
Magen-Darm-Störungen 11, 96, 102
—, Atonie 32
—, Druckgefühle 12, 30
—, Druckschmerz 51
—, Meteorismus 51
—, Spasmen 30, 32, 46, 51
—, Tenesmen 51
—, Ulzera 52
—, Verdauungsstörungen 61
Malereien 116
Manien 23, 25
Manifestationswahrscheinlichkeit 23
Marplan 88, 91
Massage 103
Medikamente (s. auch Antidepressiva)
—, Abusus 68
—, Anpassung, tägliche 82
—, antriebssteigernde 16, 84, 87, 91
—, —, Kontraindikation 16, 88
—, anxiolytische 89, 101
—, appetitanregende 102
—, Auslaßversuch 94, 114
—, Behandlungsdauer 93 f., 114
—, Betäubung durch 52, 60
—, dämpfende 16, 82, 84, 88, 91, 98
—, Erhaltungsdosis 114
—, Indikationsstellung 61, 82 ff.
—, Kombinationsbehandlung 89 f.
—, roborierende 102
—, thymoleptische 84, 86, 90
—, Toxikomanie s. dort
—, Vertrauen zu 83
—, Wirkungseintritt 83
—, Zusatzmedikation 83, 99 ff.

Medinal 102
Medomin 102
Megaphen 100, 102
Melancholie (s. auch Traurigkeit oder Depress.) 14, 23, 74, 90
—, senile 18
Melitracen 84, 85, 87, 90
Melleretten 92
Melleril 84, 92, 100, 101
Mendelistische Berechnungen 24
Menopause
— u. Ersterkrankungen 37
— u. Involutionsdepressionen 36
Mensch s. Persönlichkeit
Menstruation 12, 15
Menstruationsstörungen 51
Mephenamin 105
Meprobamat 102
Mestinon
Meteorismus 51
Methyprylon 102
Mikromanie 19, 66
Miktionsstörungen 99
Milieu s. Umwelt
Miltown 102
Mimik 11
—, ängstlich-gespannte 52
Minderwertigkeitsgefühle 42
Mineralstoffwechsel 33
Minozinan 101
Mischpsychosen 75
Mischzustände 13, 14
Mißtrauen 38, 40, 48, 71, 72
— b. Medikamenten 89
MMPI 81
Modulationsfähigkeit, affektive 22, 72
Monideismus 12
Monoaminooxydasehemmer 84, 87, 88 ff.
Monotonisierung 19, 66
Morgentief 101
Motivationsgefüge 109
Motive, auslösende 39, 58
Müdigkeit
— b. endogenen Depressionen 27
— b. Erschöpfungsdepressionen 51, 55
—, medikamentöse 92, 98, 113
— u. Schlafstörungen 33
Mundtrockenheit 12, 32, 46, 90 ff., 98, 99
Muskelrelaxierung 90
Muskulatur
—, Krämpfe 104
—, Schwäche 96
—, Verspannungen 103
Muße 43
Mutterbeziehung b. neurot. Depress. 43

Nachgeben 78

Nachschwankungen
–, depressive 114
–, hypomanische 100
Nägelkauen 45, 76
Nardil 91
Natriumbarbital 102
Nausea s. Übelkeit
Nebeneffekte s. Begleiterscheinungen
Nebennierenrinde 34, 61
Nervensystem
–, parasympathisches 34
–, sympathisches 34, 53
–, –, Dekompensation b. Erschöpfungs-
  depressionen 47, 54, 55
–, –, Überfunktion 54
–, –, Unterfunktion 54
–, vegetatives 50
–, – u. Aufhellung d. Depress. 55
–, –, Dysfunktion 61
–, –, Reizerscheinungen 59
–, –, Tests 53 ff.
Neurasthenie 62
Neurocil 89, 92, 101
Neuroleptika 22, 92 f., 98, 104, 108
Neurosen (s. auch neurot. Depress.)
  41, 112
Nialamid 91
Niamid 91
Niedergeschlagenheit 86
Nierenkrankheiten 20, 96
Noludar 102
Noradrenalin 85, 93, 104
Noritren 84, 87, 91
Norpramin 84, 87, 89, 91
Nortrilen 84, 87, 91
Nortriptylin 84, 85, 86, 87, 91
Noveril 84, 86, 90
Noxyptilin 84, 87, 90
Nozinan 89, 92, 101

Oberflächlichkeit 60
Obstipation 12, 32, 102
Ödipuskomplex 41, 44
Oligophrenie
–, dysphor. Verstimmung b. 19, 67
– u. freies Intervall 26
–, Intelligenzprüfung 67
– u. Primitivreaktionen 67
Onanie 44
Operationen als auslösende Ursache
  39, 52
Opipramol 89, 92, 101
Opiumkur 97
Ordnungsliebe 38
Organbeschwerden 9
–, funktionelle 11, 32 f., 40, 62
–, – b. Erschöpfungsdepress. 51 ff., 78

–, – b. neurot. Depress. 46, 76
–, – b. psychoreakt. Depress. 61
Organempfindungen, unbestimmte 30
Organiker 20
Orientierungsstörungen 19, 20
Orthostaseversuch 53
Ovulationshemmung 21

Palpitationen 36
Parästhesien i. Klimakterium 36
Paralyse, progressive 19, 65, 67
Parkinsonismus 99, 105
Parnate 91
Partizipation, emotionale 115
Pavor nocturnus 45, 76
Pelipathie 51
Pensionierung 29
Pensionierungsbankrott 39
Pensionsschock 33
Pentothalnarkose 97
Persedon 102
Perfektionismus 38, 43, 70, 78
Persönlichkeit
– d. Arztes 106
–, asthenische 78
–, ehrgeizige 47, 78
–, empfindsame 18, 66
– u. endogene Depress. 23, 74
–, entäußerungsschwache 47, 48, 56, 60
  66, 78, 79
– u. Erschöpfungsdepress. 47 f., 78
–, gefühlsverhaltene 24
–, ichbezogene 78, 79
–, infantile 48, 78
–, introvertierte 18, 46, 60
– u. Involutionsdepress. 70
–, leitende 49, 52
–, leptosome 47, 78
– u. neurot. Depress. 41, 46, 76
–, passive 56
–, präpsychotische 18, 21, 66
– u. psychoreakt. Depress. 56, 58
–, schizoide 70
– u. schizophrene Psychosen 72 f.
–, schwernehmende 18, 47
–, selbstunsichere 24, 48, 56, 78
–, sensitive 9, 24, 47, 79
–, synton-pyknisch-zyklothyme 47
–, übergewissenhafte 47, 48, 56, 78
Persönlichkeitsreaktionen, abnorme 56
Persönlichkeitsstruktur 41
Persönlichkeitstest 80
Pertofran 84, 87, 89, 91
Pertranquil 102
Pflichten
–, berufliche 40
–, religiöse 40

–, tägliche 20
–, weltliche 31
Pflichtenleere 39
Pflichtentreue
 u. Erschöpfungsdepression 49, 110
Pflichtenversäumnisse 30, 40, 71
Phänomene s. Symptome
Phänomenologie 26, 61, 64
Phantasien
–, infantile 44
–, Krankheits- 31
Phase
–, prägenitale 42
Phasen (s. auch endogene Depress.)
–, depressive 23, 25, 70, 114, 115
–, –, Dauer 26, 93
–, –, Ersterkrankung 27
–, –, flacher Verlauf 94
–, –, Kulminationspunkt 26
–, –, Neuausbruch 94 f., 114 f.
–, – auf neurot. Basis 27
–, –, psychoreaktiv provozierte 75
–, –, unterschwelliger Verlauf 27
–, –, Vergleich der 93
–, manische 23, 25, 70, 100, 115
–, manisch-depressive 27
Pharmaka s. Medikamente u. Antidepressiva
Pharmakopsychiatrie 65
Pharmakotherapie 17, 82 ff.
Phenelzin 91
Phenothiazine 100
Phobie 62
Physiotherapie 103
Placebo-Versuche 106
Pneumonie 20, 29
Politiker u. Erschöpfungsdepress. 50, 52
Pollakisurie 12, 51
Polymerie 24
Polyneuritis 69
Polypragmasie 96
Polyurie 95
Potenzverminderung 40, 99
Präinvolution 57
Präklimakterium 57
Prämenstruum 21
Prazine 104
Primitivreaktion 59
– b. Oligophrenie 67
Prodomalstadium
–, hyperästhetisch-asthenisches b. Erschöpfungsdepress. 50, 54, 78
Prodomalstadium
–, subdepressives b. Involutionsdepress. 38, 71
–, – u. körperl. Beschwerden 40
Prodromi

–, depressive 19
–, somatische 11, 32
Prognose 18, 61, 97
Projektionsanregung 80
Promazin 104
Prophylaxe, medikamentöse 94, 117
Prostatektomie 39
Protactyl 104
Protriptylin 84, 85, 86, 87, 91
Provokation s. Auslösung
Prüfungsmethoden s. Untersuchungsmethoden
Prüfungssituation 76
Pruritus 51
Psychogenese
 – d. endogenen Depress. 28
 – d. Organbeschwerden 52
Psychopathie 23, 74
Psychopharmaka s. Medikamente od. Antidepressiva
Psychose
–, affektive 22
–, akute symptomatische, Abgrenzung 73
–, manisch-depressive (s. auch endog. Depress.) 18, 21, 22, 38, 47, 70, 75, 95
–, Misch- 75
–, schizophrene s. Schizophrenie
Psychostatus 20
Psychosyndrom
–, endogenes 68
–, hirnlokales 66
–, organisches hirndiffuses 19, 20, 66
Psychotherapie 61, 106 ff., 115 f.
–, analytische 41, 111, 112, 114
–, betreuende 115
–, Fehlbehandlungen 106
–, Gesprächsführung 109, 111
–, Gruppen- 115 f.
–, Indikationsstellung für 65, 82, 128 ff.
– u. somat. Behandlung 106, 111, 115
Psychotrauma s. Trauma
Pubertät 13 f., 21, 27, 29, 44, 45
– u. neurot. Brückensymptome 45
–, Vor- 44
Puerperium 13 f., 21, 29
Puls s. Herz
Pupillen, weite, b. neurot. Depress. 46
Pyrithyldion 102

Quaname 102
Quilonum 95

Rachegedanken gegen Umwelt 60
Rapport, mangelnder affektiver 72
Rating scales 80
Rationalisierungstendenz 29, 64

Sachverzeichnis

Ratlosigkeit 60
Ratschläge d. Arztes 107, 110, 111
Reagibilität, emotionelle 66
Reaktion
–, depressive, b. hirndiffuser
 Schädigung 66
–, Persönlichkeits-, abnorme 56
–, Primitiv- 59
– b. psychoreakt. Depress. 79
–, vitalisierte depressive 60
Reaktionsweisen
–, ängstlich-aggressive 59
–, apathisch-gehemmte 59
– auf Medikamente 87
– u. menschliche Reife 58
– u. Persönlichkeit 56, 58
–, protrahierte, gehemmte 58
–, trotzig-aggressive 58
–, uneinfühlbare affektive 72
–, unspezifische psychopatholog. 21
Realität
–, Ausweichen vor 59
–, biographische 31
Rechtsanwälte u. Erschöpfungs-
 depression 50, 52
Reflex
–, Druck- 59
–, seelischer 56
–, Totstell- 59
Regression 41, 44
Reifung 60
Reiz, auslösender 60
Reizbarkeit 50, 71, 78
Rekonvaleszenz
– u. Depressionsauslösung 20, 29
– u. depress. Nachschwankung 114
Religion, Bruch mit 42
Religiosität 14, 60
Reserpin 21, 85
Resignation 38, 44, 48, 71
–, apathisch-depressive 44
Resonanz im Unbewußten 43
Ressentiments b. Involutionsdepress. 40
Rezeptabgabe 16, 102
Rezeptwunsch 68
Rezidivgefahr
–, u. Medikation 112
– u. Nachschwankungen 112
– u. vegetat. Funktionen 55
Rivalitätsproblem 49, 110
Rorschachtest 80
Rückbildung s. Involution
Rückbildungspsychosen, depressive 35
Rückfall s. Rezidiv
Rückenschmerzen 11, 21, 32, 51
Rührseligkeit 19, 20, 66

Säugling, Trennung v. d. Mutter 41 f.,
Salben, durchblutungsfördernde 103
Salivation s. Speichelsekretion
Saroten 84, 88, 91, 94, 100
Sedierung s. Dämpfung
Seele, Heil der 30
Selbstanalyse, skrupulöse 31
Selbstbeobachtung 9, 40, 51
Selbstbezichtigungen 19, 40
Selbstgefühl 43
Selbstheilungstendenzen, psychische 112
Selbstmord s. Suizid
Selbstüberforderung 43
Selbstunsicherheit 42, 44, 45, 76, 78
Selbstvernichtungsimpulse 13, 15, 51
Selbstvertrauen, Verlust des 60
Sensitivität 48, 79
Sensival 84, 87, 91
Serumeiweiß 68
Sertofren 84, 87
Sexualhormone 21, 38
Sexualität
– u. Alter 36
– u. Klimakterium 36
–, Konflikte 44
– u. Neurosenentstehung 44, 76
–, Phantasien 40
–, Störungen 12, 44, 53
–, Tabuierung 44, 76
–, unbefriedigte 48, 49
–, Verfehlungen 31
Sexualstreben, unbefriedigtes 48
Sicherheit
–, Mangel an 76
–, materielle 30
Sicherungsmaßnahmen 15
Singuan 84, 88, 91
Sodbrennen 51
Somatose 33
Somatisierung 109
Somnolenz 97, 98
Sorgen
–, angstgetönte 42
– um Besitz 71
–, finanzielle 13 f., 48, 49, 58
– um Gesundheit 71
–, Lebens- 56
–, Zukunfts- 108
Spätdepression (s. auch b. Involutions-
 depression) 17, 35 ff., 70 f.
Spannung
–, ängstliche 52
–, affektive 15, 29, 40, 47 ff., 53, 103
–, emotionale 40, 49, 50
–, innere 11, 59
–, muskuläre 103
–, unbewußte 42

Spannungsgefühl 21
Spaziergang 113
Speichelsekretion 12, 34, 55, 104
—, Testergebnisse 34, 55
Sperrungen 22
Spezifität d. Symptome 64
Sprachstörungen 76
(Sch. s. Sonderbuchstabe)
Stadium, psychosomat. 51, 78
—, Prodromal- s. dort
Stangyl 84, 88, 91
Starrheit 70
Statistik 23
Sterbealter, durchschnittliches 52
Steroide 21, 102
Stimmung (s. auch Verstimmung)
—, Wechsel, abrupter 68
— u. Blutdruck 19, 68
—, Beeinflußbarkeit 76
—, Grund- 11, 12, 14, 19, 45, 72, 74, 116 117
— u. Tageszeit 33, 60, 74
Stimmungslage
—, normale 87
—, Tiefstand der 71
Stimmungsverschiebung 28
Stimmungswandel, neurotischer 43, 45 77
Stinerval 91
Störungen
—, affektive 19
—, endokrine 68
—, somatische 28, 32, 51, 68, 109 f.
—, vegetative 32, 53 f.
— des Willens 72
Stoffwechselstörungen
— b. affektiven Dauerbelastungen 51
— b. endogenen Depress. 33
— b. Erschöpfungsdepress. 51
Stottern 45
Struktur, depressive 42
Strukturaufbau d. psychoreakt. Erlebnisse 58
Struma 96
Studienzeit 29
Stupor, depressiver 12
Substanzen, adrenerge 104
Succinyl-Cholin 96
Sucht s. Toxikomanie
Sünden s. Versündigung
—, Jugend- 31
Suizid 13 f., 94
— i. d. Familie 74
—, Prophylaxe 15, 16
—, Suggestivwirkung 13
Suizidalität 13 ff., 82, 94
—, Abschätzung d. 13 f., 58, 82, 94, 116

—, Altersverteilung 14, 15, 94
— u. Antidepressiva 88, 104
—, Ernsthaftigkeit 15, 94
—, jugendliche 15
Suiziddrohungen 13, 44
Suizidgefahr 13 ff., 83, 94, 96, 102, 107, 113, 115, 116
— b. Involutionsdepress. 14, 15, 94
Suizidideen 12, 13 ff.
Suizidimpulse 15, 89,
Suizidversuche 15, 57, 94, 104
—, unerwartete, b. Erschöpfungsdepress. 51
Surmontil 84, 88, 91
Symptomatik
—, schizophrene 22, 100
—, Teil-, depressive 32
—, Testbewertung 80
Symptombildung, neurot. 60
Symptome (s. auch Gepräge)
—, akzessorische 11, 64
—, allgemeine depressive 12
—, hypochondrische 40, 62, 71, 97
—, hysterische 40, 71
—, katatoniforme 40, 97
—, neurologische 66,
—, paranoide 40, 62, 71, 97
—, pathognomonische 64
—, phänomenologische 64
—, somatische 12, 64, 109 f.
—, — b. affekt. Dauerbelastungen 51
—, — b. Erschöpfungsdepress. 51
—, — larvierende 27, 32, 109
—, unspezifische 62
—, vegetative 9, 98, 104, 113
—, - b. Involutionsdepress. 38
Synapsen, Sensibilisierung 104
Syndrom (s. auch Zustandsbilder) 51, 62
—, abdominelles 51
—, agitiert-, ängstlich-, aggressiv-depressives 62, 88, 94
—, amnestisch-depressives 62, 97
—, depressives 11, 19, 32, 62
—, — u. organ. Hirnschädigung 66
—, dysphorisch-depressives 21
—, endokrines 51
—, gehemmt-apathisch-depressives 11, 62
—, hyperästhetisch-asthenisches 51, 62 78
—, hypochondrisches s. Hypochondrie
—, Kreislauf-Lungen- 51
—, neurasthenisches, vegetativ-dystones 51, 54, 62, 78
—, paranoid-zerfahren-depressives 62
—, phobisch-anankastisch-depressives (s. auch Zwang) 62
—, Stoffwechsel- 51

Sachverzeichnis

–, stuporös-ängstlich-depressives 20, 21, 62
System, sympathisch-ergotrop-adrenergisches 53
Schädeltrauma s. Trauma
Scheintätigkeit 19, 66
Schellong-Test 53, 55
Schicksal b. psychoreakt. Depress. 57 58, 59
Schizophrenie 17, 21 f., 72 f.
–, Affektstörungen 22, 72
–, depressive 62, 70, 72, 75
–, –, Symptomatik 21, 72 f., 100
–, –, differentialdiagnost. Charakteristika 72
–, –, Exacerbation durch Antidepressiva 22, 62 f., 100
–, – u. freies Intervall 27
– u. endogen. Depress. 75
–, Grundsymptome 22, 72
– u. Involutionsdepress. 37, 70
Schlafdefizit 50
Schlafmittel 52, 68, 102
Schlafstörungen 12, 14, 51, 87, 88, 89, 101 f.
–, Durchschlafstörungen 50, 53, 61, 101
– b. endogen. Depress. 33
–, Einschlafstörungen 33, 50, 51, 53, 61, 90, 101
– b. Erschöpfungsdepressionen 50, 51, 53
–, frühes Erwachen 102
–, langdauernde 13 f., 29
– durch Medikamente 87, 90, 91, 92
– b. psychoreakt. Depress. 108
–, Therapie 89, 101 f.
Schlankheitskuren 29
Schmerz, seelischer 60
Schmerzempfindlichkeit 53
Schmerzgefühle 30
Schmerzen
–, abdominale 12, 30, 51
–, Cervikal-Schulter- 51, 103
– i. d. Extremitäten 51, 103
–, Gelenk- 12
–, Herz- 38, 51
–, Kopf- 30, 36, 51, 61
–, Muskel- 12, 51, 103
–, Nacken- 51
–, neuralgiforme 11, 12, 32
Schmerzmittel 52, 68
Schmerzsyndrom 51
Schockbehandlung 96
Schonbehandlung 113
Schulauffassungen 63
Schuldgefühle 13, 19
– b. endogen. Depress. 31 f.

– b. Involutionsdepress. 71
– u. Krankheitseinsicht 31 f.
– i. d. Kindheit 44
–, primäre 31, 74
–, sekundäre 31
Schuldobjekt 31
Schulter-Arm-Syndrom 103
Schutzbedürfnis b. neurot. Depress. 45
Schwangerschaft s. Gravidität
Schweißausbrüche
– b. affekt. Dauerbelastungen 51
– im Klimakterium 36
–, medikamentöse 90, 92, 98, 99, 104
Schweißdrüsensekretion, verminderte 32
Schweregefühl 30
Schwermetallvergiftungen 65
Schwermut s. Melancholie u. Depression
Schwimmen 103
Schwindelanfälle
– b. affekt. Dauerbelastungen 51
– i. Klimakterium 36
– durch Medikamente 90 f., 99 f.
– b. psychoreakt. Depress. 61

Tabuierung 44, 76
Tachykardie 12, 32, 90. f, 99, 102, 104
Tacitin 89, 92
Tätigkeit
–, künstlerische, handwerkliche 116
–, Schein- 19, 66
–, sinnlose 66
Tagesprogramm 113
Tagesschwankungen 34, 60, 74
Tageszeit u. Stimmung
– b. endogen. Depress. 33, 34
– b. psychoreakt. Depress. 60
Taractan 84, 88, 92, 102
Tatendrang 53
–, fehlender 30, 41
–, Hemmung 60, 74
TAT-Test 80
Teleangiektasien 69
Temperamentsstörungen, angeborene 23
Temperatur, erniedrigte 32
Tenesmen 51
Tests
–, psychologische 18, 80
–, vegetative 18, 31 f., 53 ff.
Tetrabenazinantagonismus 85
Thematik, depressive s. Inhalte, depress.
Themenkreise b. depress. Wahnideen 30, 78
Theorie, hypophysäre 21
Therapie (s. auch Behandlung)

– u. Aufhellung d. Depress. 71, 93, 100, 103, 116
–, Dauer 95
–, heilgymnastische 103 f.
–, Indikation u. Phasendauer 26, 117
–, medikamentöse 82 ff., 111, 115, 116
–, Physio- 103 f.
–, Psycho- s. Psychotherapie
–, somatische 40, 82, 103, 111
– u. vegetat. Regulationslage 55
Therapieerfolg 21, 93, 117
– u. schizophrene Symptome 22, 62
Thioridazin 84, 92, 100, 101
Thrombophlebitis 20, 29
Thymoleptika s. Antidepressiva
Tierversuche 61, 85
Tinctura opii simplex 97
Tod von Angehörigen 70
Todesnähe 19, 39
Todessymbole 116
Todeswünsche 13
Todesursachen b. Übersterblichkeit 52
–, infantile 44
Tofranil 84, 86, 90, 94, 100
Totstellreflex 59
Toxikomanie 13 f., 65, 68
–, Entziehungsphase b. 21
–, Gefahr der 52, 104 f.
–, Stimmungswechsel b. 68
Tränenlosigkeit 32
Träume u. Suizidalität 13
Training, autogenes 112
Tranquilizer 92
– u. Erschöpfungsdepression 52
Tranylcypromin 91
Traubenzucker 102
Trauer, normalpsychische 55, 106
Trauma
–, psychisches 28, 46, 52, 56, 60
–, – b. Involutionsdepress. 71
–, – b. psychoreakt. Depress. 58, 59, 108
–, Schädel- 18, 52, 66
–, somatisches 28
Traumatisierung b. Erschöpfungsdepressionen 48
Traurigkeit (s. auch Melancholie u. Depression) 11, 32, 76,
–, endogene 74, 114
–, vitale 12, 30, 60, 62,
Trausabun 84, 87, 90
Tremor 51, 68
–, feinschlägiger 46, 96, 99
–, medikamentöser 90, 92, 98, 99
Trias, depressive 11, 62
Triebansprüche
–, verborgene 42
–, verdrängte 42, 45, 76

Triebe 30, 40, 53, 60
–, Einzelstörungen 68
–, Hemmung 60, 62, 74
–, sexuelle 44, 48, 49
Trifluperazin 91
Trimeprimin 84, 85, 86, 88, 89, 91
Trimerie 24
Triptil 84, 87, 91
Trockenheit
–, Hals- 51
–, Mund- 12, 32, 46, 90 ff., 98, 99
Truxal 84, 88, 92, 102
Tryptizol 84, 88, 91, 94, 100
Tüchtigkeit, berufliche 49, 53
Turgor 12, 32
Turnen 103

Übelkeit 51, 61, 96
Überalterung 18
Überempfindlichkeit 50
Überforderung, emotionelle 48, 49, 76
Übergangsformen b. Depressionen 17, 18
Übergewissenhaftigkeit 38, 110
Überkompensation 76
Übermüdung u. Erschöpfungsdepress. 47, 55
Übersterblichkeit 52
Umgebung, fremde 107
Umständlichkeit 67
Umstellungen
–, endokrine 21, 38
–, psychische 29
Umwelt
–, Abwendung von 22, 72
–, Auflehnung gegen 79
–, Bedrohung durch 43
–, Erträglichkeit für 82
–, Harmonie mit 74
–, Rachegedanken gegen 60
–, städtische 48
Umweltfaktoren, pathogene 39
Umweltreize, quälende, widrige 29, 50, 56
Umweltsituation 106
– b. endogenen Depressionen 27
– b. Erschöpfungsdepressionen 48, 111
–, frühkindliche pathogene 43, 46
– b. neurot. Depress. 41, 45, 76
– b. psychoreakt. Depress. 55 f., 58, 60, 79
– b. Schizophrenie 72
Umzugsdepression 39
Unbewußtes 43, 60, 76
Unelastizität 70
Unfälle 39
Unlustgefühle 30

Sachverzeichnis

Unnahbarkeit 70
Unruhe
–, innere 15, 51, 52, 88, 98, 99
–, medikamentöse 98, 99, 104
–, motorische 11, 59, 71
Unsicherheit 48
Unternehmer u. Erschöpfungsdepression 50
Untersuchung
–, Durch- 65
–, Durchschnitts- 64
–, endokrinologische 34
–, internistische 18, 64
–, katamnestische 115
–, Längsschnitts- 35, 79
–, neurologische 18, 21, 64
–, psychiatrische 18, 64
–, Querschnitts- 79
–, somatische 21, 65
Untersuchungsmethoden
–, spezielle körperliche 18, 65
– z. statist. Bearbeitung 63
Untreue d. Ehepartners 48
Urämie 21
Urängste 30
Urlaub b. Depressiven 107
Ursachen, spezifische 64

Valium 89, 101, 104
Veractil 92
Verantwortung 42, 113
Verarmungsideen 12, 31, 40, 74, 107
Verdauungsorgane 12
Verdauungsstörungen (s. auch Magen-Darm) 61
Verdrängung 42, 60
Vereinsamung 14, 39, 107
Vererbung s. Heredität
Verfehlungen 31
Vergiftungen s. Intoxikationen
Verlangsamung 67, 81, 87
– d. Denkens 19, 66
–, Testerfassung der 81
Verlauf
– b. endogen. Depress. 25 f.
– –, unterschwelliger 27
– b. Erschöpfungsdepressionen 48 ff.
– b. Involutionsdepress. 38 ff., 71
– b. neurot. Depress 45 f., 77
–, b. psychoreakt. Depress. 59
Verlaufsformen 25 ff.
–, alternierende 25, 27
–, phasisch-bipolare 22
–, phasisch-monopolare 23
Verlust
– v. Idealvorstellungen 42
– b. psychoreakt. Depress. 79

Versagen
–, allgemeines 32
–, berufliches 49
– i. d. Rekonvaleszenz 114
Versagenseinstellung 50, 53
Versagenszustände, postinfektiöse apathische 20
Versagung 115
Versagungssituationen 42, 45, 76
Verschlossenheit 37, 71, 79
Verschrobenheit 72
Versäumnisse, Pflichten- 71
Verspannung, muskuläre 103
Verstimmbarkeit 15
Verstimmung (s. auch Stimmung)
–, ängstliche 27, 43, 55, 66, 68
– u. Alkoholismus 69
–, apathische 46, 68
–, dysphorische 11, 12, 15, 19, 21, 101
–, epileptische 67, 101
– i. Klimakterium 36
–, mürrisch-ängstlich-depressive 21
–, mürrisch-reizbar-depressive 67
–, prämenstruelle reizbar-depressive 21
–, psychoreaktive 20 (s. auch psychoreakt. Depress.)
– u. Toxikomanie 68
– b. Schizophrenie 21
–, traurig-ängstliche 46
–, traurige 11, 27, 42, 55, 58, 66, 72, 73, 80
Versündigungsideen (s. auch Wahn) 30 f., 31, 71, 74, 97
Versündigungswahn 12, 14, 31, 71, 74, 107
Versuchungssituation 42, 45, 76
Vertrauen 108
– zum Medikament 83
Verwirrtheitszustände 100
Verzweiflung 11, 57, 59, 107
Virushepatitis 99
Vitalgefühle 30, 60, 62
Vitalisierung (s. auch vitale Depress.) 30, 40, 53, 67
–, sekundäre 40, 53, 62
Vitamine 102
Vivactyl 84, 87, 91
Völlegefühl 12, 96
Vorgesetztenstellung 49, 50
Vorstadium, neurasthenisches 40
Vorstellungen s. Inhalte

Wärme, affektive 43
Wallungen 36
Wahn
–, Beziehungs- 72
–, Krankheits- 31, 107
  (s. auch Hypochondrie)

–, nihilistischer 19, 66
–, Verarmungs- 31, 107
 (s. auch Verarmungsideen)
–, Verfolgungs- 72
–, Versündigungs- 12, 14, 31 f., 74, 107
 (s. auch Versündigungsideen)
Wahnideen
–, depressive 11, 30 ff., 61, 67, 74, 107
–, Fixierung der 108
–, holothyme 12, 30, 72
–, hypochondrische 12, 31
 (s. auch Hypochondrie)
–, katathyme 22
–, organische depressive 18, 66
–, primordiale 22
–, schizophrene 22, 72, 100
Wasserhaushalt 33, 51
Wasserretention 21
Wechseljahre s. Klimakterium
Weckamine 16
Weinen, trotziges 59
Weinerlichkeit 12
Weiterbetreuung 116
Weitschweifigkeit 67
Weltuntergangszeichnungen 116
Werte
–, ethische u. ästhetische 42
–, höhere 109
Wesensart
–, zyklothym-syntone 70, 74
–, epileptische 67
Widerstände, innere 48
Widerstandskraft 41, 53, 60, 74
Wiedererfassung d. Kranken 114, 116
Wiedererwärmungstest 34, 54 f.
Wiederholungen b. Organikern 20, 66
Willenlosigkeit 11, 75
Willenshemmung 12, 113
Willensimpulse 53, 110
Willensschwäche 106 f.
Willensstörungen 72
Wirkungseintritt d. Antidepressiva 22 ff.
Wirkungsprofil 84 ff.

Wochenbett 14, 21, 29
Wohlbehagen, herabgesetztes 30, 53
Würgegefühle 32, 51
Wunschziele 42
Wut gegen Eltern 44

Zärtlichkeit, Mangel an 42, 43, 48, 76
Zeichnungen 116
Zeitdruck u. Erschöpfungsdepress. 49
Zerfahrenheit 72
Zerrissenheit 76
Zerstreuungsversuche 107, 113
Zerwürfnisse, eheliche 48, 49, 58
Zielsymptome 65, 83, 117
Zittern s. Tremor
Zuhörenkönnen 110
Zunge, belegte 32
Zuordnung, nosologische 17, 61, 64, 117
Zusatzmedikation 83, 89 ff., 101 f.
Zuspruch, menschlicher 115
Zustand, postinfektiöser 68
Zustandsbilder (s. auch Syndrom u. Gepräge)
–, ängstlich-agitierte 62, 88, 91, 92, 94
–, ängstlich-depressive 20, 46, 52
–, apathisch-gehemmte 46, 53, 62, 87
–, deliriöse 91, 98 f., 104
–, depressive, diagnost. Erfassung 62 f., 65, 80
–, Färbung 62
–, flach-depressive 60
–, konstitutionell bedingte depressive 23, 74
Zwang
– b. Involutionsdepress. 40
– b. Suizidimpulsen 15
Zwangsideen 12
Zwangsneurosen 41
Zwangsphänomene 62, 71, 97
Zwangsweinen 19
Zwiespältigkeit b. neurot. Depress. 76
Zwillingsforschung 23
Zyklothymie 23

Professor Dr. PAUL KIELHOLZ, Dr. DIETER LADEWIG

Die Drogenabhängigkeit des modernen Menschen

120 Seiten, kartoniert etwa DM 16,—

Der bekannte Basler Psychiater stellt ein brennend aktuelles Thema aus fachärztlicher Sicht nach dem neuesten Wissensstand dar. So erhält jeder Arzt die Möglichkeit, sich in diesem übersichtlichen Buch zu allen Fragen Rat zu holen, die mit der bedrohlichen Ausbreitung der Rauschgiftsucht zusammenhängen.

Priv. Dozent Dr. JOACHIM FINKE

Die neurologische Untersuchung

252 Seiten mit 36 Abbildungen, Leinen DM 50,—

»Es ist in der Neurologie notwendig, daß die Anfangsstadien frühzeitig erfaßt und für die technischen Diagnoseverfahren die rechten Indikationen gestellt werden. Das vorliegende Buch verschafft kurz und bündig den unmittelbaren Zugang zur Methodik dieses Faches. Das Buch gewinnt dadurch an Wert, daß der Autor nicht bei der bloßen Schilderung der Methodik stehenbleibt und sie durch einprägsame Schemata unterstützt, sondern daß er auch einen großen Teil der Neurologischen Symptomatologie darstellt.«

Die Privatkrankenanstalt

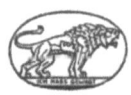

J. F. LEHMANNS VERLAG MÜNCHEN

MIX
Papier aus verantwortungsvollen Quellen
Paper from responsible sources
FSC® C105338

If you have any concerns about our products,
you can contact us on
ProductSafety@springernature.com

In case Publisher is established outside the EU,
the EU authorized representative is:
**Springer Nature Customer Service Center GmbH
Europaplatz 3, 69115 Heidelberg, Germany**

Printed by Libri Plureos GmbH
in Hamburg, Germany